2022 年度宁波市社会科学学术著作出版资助项目

U0290071

药德教育与实践

陆晓莉　林世杰　孙　倩　◎　著

ZHEJIANG UNIVERSITY PRESS
浙江大学出版社

图书在版编目(CIP)数据

药德教育与实践 / 陆晓莉，林世杰，孙倩著. —杭州：浙江大学出版社，2022.2

ISBN 978-7-308-22047-7

Ⅰ. ①药… Ⅱ. ①陆… ②林… ③孙… Ⅲ. ①药剂人员－职业道德－教材 Ⅳ. ①R192.8

中国版本图书馆 CIP 数据核字(2021)第 251989 号

药德教育与实践

陆晓莉　林世杰　孙　倩　著

责任编辑	马海城
责任校对	汪荣丽
封面设计	春天书装
出版发行	浙江大学出版社
	(杭州市天目山路 148 号　邮政编码 310007)
	(网址:http://www.zjupress.com)
排　　版	杭州朝曦图文设计有限公司
印　　刷	浙江新华数码印务有限公司
开　　本	710mm×1000mm　1/16
印　　张	13
字　　数	208 千
版 印 次	2022 年 2 月第 1 版　2022 年 2 月第 1 次印刷
书　　号	ISBN 978-7-308-22047-7
定　　价	42.00 元

序

　　道德是立身兴国之本。习近平总书记曾经指出："道德之于个人、之于社会,都具有基础性意义,做人做事第一位的是崇德修身。这就是我们的用人标准为什么是德才兼备、以德为先,因为德是首要、是方向,一个人只有明大德、守公德、严私德,其才方能用得其所。"①著名教育家陶行知先生也说过,道德是做人的根本。根本一坏,纵然你有一些学问和本领,也无甚用处,并且,没有道德的人,学问和本领愈大,就能为非作恶愈大。职业道德是道德的重要部分。职业生活中的道德规范不仅对各行各业的从业者具有引导、规范和褒贬的作用,而且会影响全社会的道德风尚。

　　我国正处于历史性跨越的新阶段,处于全面推进健康中国建设的重要时期。站在新的历史起点,医药人肩负着保障人民生命安全与健康的重要使命,承担着实现健康中国伟大事业的历史重任。为此,强化医药行业从业者的药德教育,是培养高素质医药人才的必然要求,是全面推进健康中国战略、促进医药行业高质量发展的重要保障。"人无德不立,育人的根本在于立德。"把"立德"内化到医药行业建设和医药人才培养中,积极唤起医药行业从业者的初心,切实提升药德意识,践行药德精神,努力成为药德高尚的

---

　　① 习近平:青年要自觉践行社会主义核心价值观——在北京大学师生座谈会上的讲话[EB/OL].(2014-05-05)[2021-09-01].http://www.xinhuanet.com/politics/2014-05/05/c_1110528066.htm.

新时代医药人,正是《药德教育与实践》一书的重要意义所在。

本书以社会主义核心价值观为指导,通过深入剖析药德内涵,追溯中国传统医药文化和伦理道德,结合现代医药行业发展和社会发展的需要,提炼出了"厚德博识、敬畏生命、良心制药、精益求精、诚实守信、廉洁守道、仁爱济世"的药德核心精神,有一定的创新性。同时依据医药行业从业人员的实际,设计了具有现实意义和切实可行的药德实践路径及评估方法,以此来加强实践者的药德体验,从而实现理论与实践的结合统一。

本书遵循学习者学思践悟的逻辑顺序,架构新颖,结构严谨,内容层次丰富,实践方法创新,为丰富和创新药德教育类教材做出了贡献,弥补了药德教育书目相对缺失的现状,反映了作者对医药行业的热爱,对药德研究的执着以及较强的理论研究功底和丰富的实践教学经验。本书既适用于医药类院校师生学习,也适用于监管部门及医药企业人员培训。相信本书的出版对加强药德研究和实践会起到积极的推动作用。

浙江省高校思想品德课程研究会会长

2021 年 10 月

前 言

　　药德是医药职业道德的简称,是社会公德在医药行业实践领域的特殊表现。习近平总书记在党的十九大报告中提出实施健康中国战略,之后,国家又提出了健康中国行动(2019—2030 年)。党的十九届五中全会通过的《中共中央关于制定国民经济和社会发展第十四个五年规划和二〇三五年远景目标的建议》再次强调,要"全面推进健康中国建设,把保障人民健康放在优先发展的战略位置,坚持预防为主的方针,深入实施健康中国行动"。全面推进健康中国建设,需要高素质医药人才支撑,药德教育与实践直接关系着医药人才培养的质量、医药企业的可持续发展及医药行业的未来,对培养和造就药德高尚的医药人才具有深远的时代意义。

　　随着社会的进步,我国医药事业持续发展,但仍存在因药德缺失而引发药害事件的现象,给公众健康和安全造成极大危害。我国进入新发展阶段,药德在医药行业中的重要性更加凸显。在全面推进健康中国建设的过程中,药德被赋予了更多的内涵。良好的药德不仅是医药行业职业道德风貌的体现,更是人民健康安全的重要保障。药德始终是每个医药行业从业者应遵循的行为准则和规范。

　　本书全面贯彻习近平新时代中国特色社会主义思想,既继承传统中医药文化中的道德精髓,又注重融入社会主义核心价值观,更体现了医药职业道德素养的培养和锤炼,符合新时代医药行业从业者药德教育的新要求,具有较为鲜明的时代性以及较强的现

1

实可操作性。本书在内容结构上遵循从药德概念界定、药德溯源、药德与医药企业文化的内在联系及相互作用分析,到药德核心精神的凝练解读,再到药德实践路径架构的逻辑思路,将理论和实践有效融合,螺旋式递进,构建了较为完善的药德教育与实践体系。教育实践路线和章节设计符合人才培养路径。本书将药德内涵与中国传统医药伦理道德结合,凝练药德核心精神及内化途径,创造性地提出"厚德博识、敬畏生命、良心制药、精益求精、诚实守信、廉洁守道、仁爱济世"七大药德核心精神,较好地体现了医药行业的职业道德要求,能够应用于医药行业研制、生产、经营、使用、监管等实践领域,以较新颖的形式对药德核心精神进行经典释义和精神解读,设置医药情境、分析案例、延伸探讨等模块,使医药行业从业者感受中华民族博大精深的医药文化,巩固对药德核心精神的认知。同时,通过药德氛围熏陶、药德活动参与、药德团队训导、药德榜样示范等药德实践路径,让学习者加强药德体验,主动参与药德实践,萌发共鸣,达成药德自律。

本书作者具有丰富的药德教育和实践经验,在写作过程中参考了大量著作和文献,并深入行业、企业、高校进行调研访谈,吸收建议,分析总结,反复论证,以期对构建药德教育和实践体系、提升医药人才素质尽绵薄之力。这一过程中得到了广大同行、医药企业和专家的关心、支持,在此致以诚挚的谢意!我们很高兴能与医药类院校的学生、医药行业从业者、监管人员等读者分享本书。药德教育和实践的探索,既是一次大胆的尝试,也会存在不足,敬请广大读者和专家批评指正。

作者

2021 年 10 月

目 录

第一章　药德概述

药德,是医药职业道德的简称,是社会公德在医药行业实践领域的特殊表现。随着社会的进步,我国医药事业持续发展,但仍存在因从业者药德缺失而引发药害事件的现象,给公众健康和安全造成极大的危害。医药行业从业者必须清楚地意识到,不管社会如何发展,医药行业如何发达,药德始终是每个从业者应遵循的行为准则和规范。

进入新发展阶段,药德在医药行业中的重要性更加凸显。在全面推进健康中国建设的过程中,良好的药德不仅是医药行业职业道德风貌的体现,更是人民生命健康安全的重要保障,因此,药德在发展过程中被赋予了更多的内涵。

第一节　药德的概念

医药行业从业者的职业活动涉及公众的健康和生命安全,这类职业活动逐渐形成了共同的价值追求,其中,一部分形成医药行业法律法规,另一部分形成医药职业道德。前者属于国家对医药行业及其从业者和产品的强制性规定,一旦违反相关法律法规,从业者就将承担相应责任;后者是医药行业从业者通过教育与实践形成的,能够自觉遵守的行为准则和道德规范,一旦违反,就将在公众舆论和自我良心方面受到谴责。

一、药德的含义

药德,是医药职业道德的简称,是社会公德在医药行业实践领域的特殊表现。广义上来说,药德是医药行业从业者在职业活动中应遵循的行为准则和道德规范。这里的医药行业是指包括药品、医疗器械、化妆品等产业在内的大健康领域。从狭义上来说,药德是指药学从业者在药学职业活动中应遵循的,体现药学职业特征、调整药学职业关系的行为准则和规范。

药德是在一定的社会条件下产生的,随着社会经济条件的变化而变化,是在医药实践中形成和发展起来的。我国古代生产力发展水平较低,经济发展缓慢,但古代医药学者在长期的医药实践活动中,仍然形成了注重德与术相统一、道德教育与实践相结合的初步的医药职业道德思想。

我国古代医药不分家。在儒家伦理思想中,"仁"占据极其重要的地位,"医乃仁术"体现了儒家思想对医药的解读与要求。《灵枢·师传》指出,掌握医术即可"上以治民,下以治身,使百姓无病,上下和亲,德泽下流……"由此可见,医儒同道。新中国成立后,医药行业进一步发展,以马克思主义的辩证唯物主义、历史唯物主义和伦理学理论为指导,形成了"救死扶伤""防病治病""全心全意为人民健康服务"的道德观念,这些都丰富了药德的含义。

在当今新时代,社会经济迅猛发展,道德关系更加复杂,道德适用范围更为广泛,这就对药德提出了更高的要求。医药行业从业者面临一切医药职业的和非医药职业的情境时,与所接触的一切对象都会产生更为纷繁复杂的关系和联结。药德影响从业者的从业态度和价值观,强化药德教育能帮助医药行业从业者正确处理这些关系并顺利实现从业目标。习近平总书记2016年在全国卫生与健康大会上指出:"医药领域涉及利益主体多,生产流通环节复杂、总体发展水平不高,关键技术受制于人,低水平重复问题突出,呈现出"多小散乱差"的局面,群众对此反映十分强烈。要从药品生产、流通、使用全流程发力,彻底解决医药领域乱象。"①因此,必须从医药产品研制、生产、经营、使用、监管等环节对从业者提出药德要求,如研制环节要求从业者勇于创新、团结协作;生产环节要求从业者具有精益求精的工匠精神;经营环节要求从业者做到质量第一、诚实守信;使用环节要求从业者做到敬畏生命,感同身受,想患者之所想,急患者之所急;监管环节要求从业者做到公正廉洁、务实高效。

---

① 中共中央文献研究室.习近平关于社会主义文化建设论述摘编[M].北京:中央文献出版社,2017:114.

二、药德的特征

药德作为从古至今发展而来的医药职业道德,符合行业和职业特性的一般特征,也具有新时代特征,它体现了医药行业从业者发自内心的真诚信仰和执着追求,是医药行业从业者知、情、意、信、行的有机统一。

（一）药德的一般特征

1. 行业性

药德的行业性体现在它对医药行业从业者的职业活动的特殊要求,约束他们在药学职业活动中所发生的行为。药德紧密联系医药行业实际,集中反映了医药行业中的普遍道德要求,在整个职业道德体系中具有特殊地位,为全社会所关注,这是与其行业性特征息息相关的。

2. 人本性

药德的人本性体现在医药行业从业者把维护人的生命安全和身体健康放在首位,把"救死扶伤、治病救人"作为自己的崇高理想。这种由里及外、由小及大的人本性特征是药德精神处理人与人、个人与集体、个人与社会、个人与自然等诸多关系的道德准绳。药德的人本性还体现在研制、生产、经营、使用更多的优质药品,不断攻克威胁人类健康的疾病,改善人类生活品质,促进人类健康发展等方面。

3. 严肃性

药德的严肃性,首先体现在医药行业从业者在研制、生产、经营、使用、监管过程中维护国家制定的相关法律法规的权威性,自觉并严格按照法律法规办事;其次体现在他们对医药相关法律法规和医药人应该承担的社会责任保持一种敬畏态度,严格规范自己的态度和行为;再次也体现在医药行业从业者一旦没有很好地践行药德,很大可能会造成药害事件等严重后果。

4. 平等性

药德的平等性是指它作为一种行业职业道德,其本身并没有国界、种族、性别之分。中国古代药德传统思想中有"普同一等,皆如至亲",国外医药文献也有"凡患疾病者,一视与同仁"的论述。每一名医药行业从业者都要致力于为全人类的健康服务,解除世界范围内的疾病威胁。不同患者身患疾病,健康受到威胁的时候,都应该得到医药行业从业者平等的救助。

5.传承性

药德的传承性是指在其发展过程中吸收、继承历史上医药道德的精髓，并进一步创新和发展。历代医药人在实践中形成了许多优良的医药道德传统，并根据医药科学的要求，从理论上提出了一系列具有普遍、积极意义的医药道德规范，如"医乃仁术""博施济众""勿重利，当存仁义"等，国外的"愿绝名利心，服务一念诚，尽力医病人"等，这些人类共有的、宝贵的精神财富，都得到了有效传承并被发扬光大。

（二）新时代药德的特征

党的十九届五中全会强调："全面推进健康中国建设。把保障人民健康放在优先发展的战略位置，坚持预防为主的方针，深入实施健康中国行动，完善国民健康促进政策，织牢国家公共卫生防护网，为人民提供全方位全周期健康服务。"①进入新发展阶段，全面推进健康中国建设的要求赋予了当代药德新的特征。

1.创新性

药德的创新性是指在传承传统医药道德精髓的基础上赋予药德新的内涵和要求。新时代的医药行业制度创新、发展模式创新、科技和产品（服务）创新，体现了医药领域的创新无处不在。为此，药德也只有不断自我创新发展，才能适应医药行业各方面创新的要求，更好地推动新时代医药健康事业的发展。当前，传统的医药道德思想已经不能完全满足医药行业发展的需求，药德必须与时俱进，才能适应新时代中国特色社会主义事业的发展。药德发展要在传承过程中把适应新时代的内容继承下来，不适应的内容加以更新完善。药德的这种传承过程既符合人类道德发展的规律，又体现了创新性特征。

2.开放性

药德的开放性是指其在内容和要求上具有开放性。首先，新时代药德对中华传统医药道德和西方医药道德兼容并包。中华传统医药道德具有悠久的历史，同样西方国家在医药事业发展过程中也留下了丰富的精神财富，

---

① 中共中央关于制定国民经济和社会发展第十四个五年规划和二○三五年远景目标的建议[EB/OL].（2020-11-03）[2021-09-01].https://www. 12371.cn/2020/11/03/ARTI1604398127413120. shtml.

新时代药德是对中华传统医药道德的批判继承,也是对西方医药道德的甄别吸收。其次,新时代药德对当今的社会现实积极开放。进入新时代,我国经济的发展进一步刺激了利益群体的分化,为了全面回应社会利益和价值的多元性,必须有一个包容性、开放性药德体系的存在。再次,药德的开放性是对"道德主义"的突破和超越。药德之外的法律、政策、风俗乃至社会舆论甚至医药行业从业者的个性因素都会对药德产生渗透和影响。药德对法律、政策、风俗乃至社会舆论诸因素存在开放性是客观事实,保持药德吸纳这些因素中的合理成分,与时俱进,是新时代药德的显著特征。

3.广泛性

新时代药德,就其内容而言,覆盖了医药行业从业者的方方面面,其内涵比以往任何时候都更丰富;就其实施而言,能够被医药行业的决策者、执行者、服务对象等不同人群广为接受;就其关注点而言,医药行业从关注"自然人"转向关注"社会人",从关注个体转向关注群体,从关注疾病转向关注健康,大量生命伦理道德问题不断涌现。药德广泛性的特点也为药德创新提供了更多可能,它给医药行业从业者提供了相当丰富的内容去甄别、去传承、去融合;也提供了相当广阔的空间去思考、去拓展、去创新。

药德的广泛性还包含新时代人民对健康共享的要求。2020年新冠肺炎疫情席卷全球,各国人民在共同防御疾病、增进健康方面有着共同的利益、共同的职责。各国的医药发展成果应实现共享,用来为全人类健康谋福祉,有效促进国际合作,这也是响应习近平总书记提出的"构建人类卫生健康共同体"的号召。

4.渗透性

药德的渗透性是指药德渗透在医药职业活动的方方面面,直接全面地反映医药行业的道德水准和道德风貌。随着我国主要矛盾的变化,医药行业从业者的药德要与时俱进,坚持以服务人民健康为中心,为人民群众实现新时代美好生活贡献自己的力量。

药德的渗透性,首先体现在渗透渠道广泛,新时代药德作用于医药活动的各个层面,如医药产品研发生产和监管的技术层面、产品营销流通的商业层面、产品治疗服务的社会层面。药德不仅渗透医药行业,还会通过从业者实践药德的过程对服务对象产生影响,从而渗透到其他行业。其次体现在从业者的药德理念在新时代是与时俱进的,贯穿从业者药德养成的全过程。最后体现在从业者本身在长期的药德学习和实践过程中养成的行为习惯。药德渗透到每一个医药行业从业者的灵魂中,使他们的言行不自觉地充满"药德气质"。

5.自省性

药德的自省性是指医药行业从业者基于对行业和社会发展的客观认识,对自己在从业过程中实践药德的情况开展自我评价、自我调控,从被动服从变为主动自省,从而自觉地接受药德教育,主动践行药德精神。

药德的这种自省性特征,表现为从业者在履行发展医药健康事业和维护人民生命健康的职责时,是自觉的、主动的、无条件的。它源于从业者对自己事业整体利益的深刻认识,源于在医药职业实践中形成的药德义务感和典型的人格特征。同时,药德的自省性也是从业者全心全意开展药学服务等职业活动的心理基础。在新时代,从业者仅仅依靠外在的约束力去开展职业活动是远远不够的,必须依靠发自内心的自我反省和调控。药德的自省性是一种不需要任何外力而自觉形成的职业道德习惯,能让从业者由内向外对不适宜的道德行为进行纠正,促使从业者更加深刻理解药德义务并做出适当改变。这种内在的自省性越高,其受约束的感觉就越淡,就越能表现高尚的药德。

三、药德的功能

药德作为职业道德,在医药领域有特定的功能。药德对从业者、医药行业乃至整个社会的作用的体现依赖于药德功能的全面发挥。药德具有认识、调节、教育和评价等四种功能。

(一)认识功能

药德能够使医药行业从业者明辨医药领域的是与非,解决该与不该的问题,使从业者能深刻认识并理解行业现象,保持积极的态度并做出正确的行为。它引导从业者追求至善,全面地认识自己在职业活动中的责任和义务,使从业者对药德有正确的理解,能采取正确得当的职业行为。

(二)调节功能

药德是医药职业领域矛盾的调节器。医药行业从业者在职业行为中,很多时候会与自己的同行、服务对象等不可避免地产生各种矛盾,这就需要药德去调节从业者的行为,指导有益的行为并纠正有害的行为,使从业者与他人之间、从业者与社会之间的关系臻于完善与和谐,促进从业者更好地开展医药职业活动。药德的调节功能与法律法规调节、医药行业的经济调节互为补充,能更有效地调节医药行业的个体和群体行为。药德的调节功能相比于经济和法律的调节,具有范围更广泛、效益更长久的特点。如果说经济和法律调节是外在力量,那么药德就是调节医药行业利益关系的内在驱动力,它促使医药行业从业者自发地按照药德要求指导和调整自己的行为。

(三)教育功能

药德的教育功能涉及面广,包括医药产品的研制、生产、经营、使用、监管等各环节。药德的教育功能,一方面体现在医药行业从业者深刻理解药德的内涵、全面掌握药德的发展;另一方面体现在通过评价、命令、指导、示范等方式和途径,树立道德榜样,营造正确的社会舆论,形成优良的社会风气,培养从业者良好的药德意识、情感和行为,提高其药德精神境界。

(四)评价功能

药德评价是一种巨大的行业力量、社会力量和医药行业从业者内在的伦理力量,是把握医药行业现实的一种方式。药德评价是通过对与"药"相关的所有社会现象的判断来实现的。从业者通过药德的评价功能对自己的医药职业行为做出价值判断,合理正确运用药德的评价功能,有助于从业者增强药德行为的辨析能力,不断提高药德素养,提升药德信念。

四、药德的实现形式

医药行业从业者的内在自我修养和外在从业实践是药德的主要实现形式。内在自我修养体现在从业者的理想人格、卓越意识和规范品行的养成。而在医药研制、生产、经营、使用、监管等外在行业实践过程中,药德表现在态度认识、价值判断、行为选择和习惯养成等方面。

(一)内在自我修养

医药行业从业者的内在自我修养也是道德活动的形式之一,是指为实现一定的医药理想,达到完善的人格,按照药德的基本准则和规范在意识、信念和行为方面进行的自我修身和磨砺。内在自我修养的根本问题是"自我修养"的主动提升,关键在于通过什么途径来达成自我修养的问题。新时代医药行业从业者可以通过强化认知、树立信念、规范行为等三方面来提升自我修养。

1.强化认知

强化认知是内在自我修养的发端,为自我修养的推进提供知识内容的支持,是增强信念、规范行为的前提。强化认知要求从业者掌握药德的基本准则和规范,深入理解、认识药德的内涵,认可药德的特征及功能,形成稳定的药德理念。"小事见大节""细微见真情",坚持学习药德,强化药德意识,用药德规范自身言行,始终把药德要求付诸职业和生活的细节中,日积月累、锲而不舍,不断增强自身药德修养。

2.树立信念

信念是指人们对基本需要与愿望的坚定不移的思想意识和主观情感,它是药德行为的基础。离开医药行业从业者的内心信念的熔炼和打造,药德只是一具华丽的外壳。

药德经过长期的发展和完善,形成了核心思想,在医药行业内部也形成了一些公认的行业准则,是医药行业从业者应当共同遵循的。这些核心思想和准则并不全是以成文方式出现,更多的是以医药人的理想信念的形式存在。医药行业从业者在从业过程中不断地接触这些思想和准则,接受灌输和强化,验证它们的正确性,有助于树立并坚定医药人的理想信念。因此,树立信念是提升内在修养的主要途径。

3.规范行为

规范行为指医药行业从业者在提升内在修养过程中有意识地用药德对行为进行判断,做出选择,对自己或他人的行为进行总结,凝练行为准则的过程。规范行为是医药行业从业者提升内在修养的最终目的和要求。

(二)外在从业实践

医药从业环境为药德外在实践提供了良好的土壤,在这个实践环境中,知识、信念、态度、行为、责任等以各种形态得以展现,能够判断医药行业从业者是否理解药德、践行药德、发扬药德。外在从业实践形式多样,主要包括氛围熏陶、活动参与、团队训导和榜样示范等。

1.氛围熏陶

氛围熏陶是指医药类院校和医药企业通过塑造有形和无形的载体,打造医药物质文化和精神文化两个层面的多种元素,有意识地营建药德氛围,使医药行业从业者在潜移默化中提升思想、陶冶情操、规范品行、养成习惯。例如:提炼医药道德核心精神、建立医药类高校校风校训、形成医药企业宗旨理念、建设药德文化长廊、组织医药企业文化活动、举办医药人技能竞赛等。

2.活动参与

活动参与是指医药行业从业者能够有效运用各类药德实践活动,不断提升对药德的认知和体验。药德活动主要包括药德主题教育、志愿服务、社会实践和实验实训四类,为从业者和准从业者提供各类教育和实践资源。这些活动例如:药德主题演讲比赛、用药志愿服务活动、医药职场情境模拟活动、药德模范评选活动等。

3.团队训导

团队训导是以医药行业从业者可持续发展为培养目标,以行业岗位需要为依据,以药德养成为重点,以真实案例为载体,以药德活动为平台,按照"意识培养—目标设定—行为养成—应用提升"的理念设置并完成一个个训导任务。药德团队训导注重团队组建和团队的作用发挥,使团队成员在学习和实践中互相影响并提高。这些训导例如:药德意识培养情境训导、药德目标设定情境训导、药德行为养成情境训导、药德团队构建情境训导等。

4.榜样示范

榜样示范是组织者通过展现医药行业突出的典型人物及其事迹把药德准则和规范具体化、形象化,对实践者产生感染力、吸引力和鼓动力,促使他们在学习榜样中深入理解药德内涵,把药德精神内化为自身的品质。这些榜样示范例如:具备卓越药德的医药巨擘的榜样示范,当代社会和医药行业涌现的药德突出人物的榜样示范,身边的药德突出人物的榜样示范等。

第二节 药德的环境走向

一、药德的发展现状

药德作用于医药产品研制、生产、经营、使用、监管等各环节,从业者的药德水平直接影响医药产品和服务的质量,直接影响人民群众的健康。新中国成立后,特别是在新时代,药德取得了较快的发展,但医药行业从业者药德水平参差不齐,行业整体的药德水平还不能满足新发展阶段的要求,药德建设遇到较多问题。

(一)药德的现实重要性

随着社会的不断发展和进步,全社会对药德的关注度越来越高。为了适应新时代发展,医药行业需要一大批高素质、讲药德的从业者。当前,知名医药企业都力求为大众提供质量和服务优质、使用安全有效的产品。因此,医药企业在产品研制等环节中,要更加重视对员工的药德养成,讲究以药德为主要内容塑造企业文化,塑造产品道德形象和企业环境氛围,使整个行业药德建设水平不断提升。

1.研制领域药德的重要性

一方面药德是医药产品研制的基础;另一方面药德又能促进医药产品的研制。如一款新药的研制涉及研究者、团队之间的协作,医药学科与其他学科的关联,也涉及新药研制中受试者与研究人员之间的互相尊重、知情与否,甚至涉及国际合作。同时,药德促进医药产品科学研究的发展。纵观历史,凡重大的医药产品研制成果的取得,都是医药科学工作者学术上的精深造诣和高尚药德的结晶。如诺贝尔医学奖获得者屠呦呦显然是践行药德精神的光辉典范,多年来她耐得住寂寞、守得住清贫,没有一刻停止研发的脚步,她的孜孜追求和锲而不舍不是为了个人的成功和名利,而是为了全人类的健康和幸福。

2.生产领域药德的重要性

"好药治病,劣药害命"道出了医药产品质量的重要性。在生产过程中,医药产品质量受到人员、设备、材料、工艺方法、生产环境等众多因素的影响,其中人是决定性因素。除了运用医药法规、企业规章制度等对医药行业从业者的行为进行约束外,还需要"德"这个特殊的规范体系使从业者对生产各个环节的"应当"与"不应当"产生自觉意识。因此,药德是调节医药行业从业者行为的必要工具。

3.经营领域药德的重要性

当前,我国一些医药产品在经营中出现了不讲信誉、不讲诚信、不正当竞争等一系列道德失范、失序现象,急切需要完善有关医药产品营销领域的药德体系。从事药品经营活动,应当遵守药品经营质量管理规范,保证药品经营全过程持续符合法定要求,确保全过程信息真实、准确、完整和可追溯。《中华人民共和国反不正当竞争法》规定,经营者在市场交易中应遵循"自愿、平等、公平、诚信"的原则,遵守法律和商业道德。医药产品的特殊性决定了在医药产品经营中不仅要遵循一般商业道德规范,还要遵循药德规范。

4.使用领域的药德的重要性

医药产品使用领域包括安全用药指导和医药产品使用服务等。医药产品服务源于社会,又服务于社会的文明进步。医药产品的治疗和服务本身由人来开展,又作用于人这个社会生产力中最积极、最活跃的因素。医药行业从业者在从业过程中如果不能对服务对象进行专业的指导,就会造成服务对象错误使用医药产品,甚至危及生命。只有保证高质量的医药服务,才能保证人民群众的健康和安全。

具备高尚药德的医药行业从业者,在为服务对象提供产品服务时,能对服务对象开展专业指导,保证及时有效的高质量服务,这种态度和行为是自发的;药德水平较低的从业者不能从服务对象的角度考虑他们的需求,既不能自发地提供专业有效的产品使用指导,也不会主动积极地抚慰服务对象,从而无法确保提供高质量的服务。

5.监管领域药德的重要性

医药产品安全是基本民生问题、经济问题、政治问题,药品安全已被纳入国家公共安全体系。习近平总书记在十八届中央政治局第二十三次集体学习时强调指出:"要切实加强食品药品安全监管,用最严谨的标准、最严格的监管、最严厉的处罚、最严肃的问责,加快建立科学完善的食品药品安全治理体系,坚持产管并重,严把从农田到餐桌、从实验室到医院的每一道防线。"①有效的质量监督和管理,有利于保障大众有效、合理、安全地使用医药产品,这也是监管人员的工作职责。监管领域的药德建设,有利于提高监管人员的道德素养水平,提升政府形象,保障公众用药安全和合法权益,保护和促进公众健康。

（二）药德的现实问题分析

药德的重要性虽然已被越来越多人所认识,但是医药行业从业者的药德养成还存在一些现实问题,尤其是重大药害事件的发生,给医药行业与国家医药健康事业的发展乃至社会的和谐进步带来许多负面影响。因此,分析当前药德建设面临的现实问题及原因是必要且紧迫的。

1.医药行业"重利益、轻药德"的现象仍然存在

当前,尽管有较多医药企业能主动加强从业者的药德教育,提升药德水平,但医药企业之间的竞争加剧,导致部分医药企业和从业者放弃了踏实稳定的工作作风,违背职业道德,急功近利,一味追求经济效益,只求结果,不问过程,忽视了药德建设。

2.医药行业"重技术、轻药德"的现象仍然存在

医药行业对于保障人民生命安全与健康,开展救灾防疫,促进经济发展和社会进步均具有十分重要的作用。近年来,医药行业发生的重大药害事件,在一定程度上暴露了部分医药行业从业者社会责任感淡漠、诚信意识缺失、业务素质低下等问题。尽管如此,许多人还是认为,药德是"柔软"的因素,很容易被企业效益、行业利益等各种因素突破,"难堪大任",只有从先进工艺、先进设备、先进技术、智能制造和智能产业链等技术层面穷尽研究和运用,才能彻底解决药害问题。因此,医药行业的药德建设相比于技术建设往往处于滞后状态。

3.全社会"重医德、轻药德"的现象仍然存在

由于历史上医药长期不分家,所以医药道德层面所涉及的相关内容都被称为"医德"。从古至今国内外对于医德准则和规范的探讨也一直没有停

---

① 习近平主持中共中央政治局第二十三次集体学习[EB/OL].（2015-05-30）[2021-09-01]. http://www.xinhuanet.com/politics/2015/05/30/c_1115459659.htm.

止过。当前,由于医患矛盾等突出问题,医德仍是社会大众关注的焦点。相对而言,药德的发展长期从属于医德的发展,对药德内涵和精神以及其社会功能的探讨没有像医德那样受到人们的重视。但是良医无良药就如同巧妇难为无米之炊,所以从一定意义上来讲,药德是成就医德的必然前提和重要保障。

医药行业存在的这些"轻药德"现象,产生的直接后果是危害人民的身体健康。我国虽有着悠久的医药历史和丰富的医药资源,但从医药道德发展轨迹来看,从业者的整体药德水平有待提高,药德观念和药德规范行为需要进一步强化,药德习惯有待进一步养成,药德风尚还需要在全社会进一步树立,从而更好地发挥其在企业和社会中的作用。

二、药德的发展趋势

(一)医药行业的特殊性决定了药德的发展

医药行业是我国经济发展的基础性和战略性行业,是高新技术行业,对国民经济发展具有强大的推动作用。医药产品和服务也是人们保持良好的身体状态,健康工作、学习和生活的重要保障。因此,医药行业直接关系到人民生命安全和健康,关系到社会、经济、文化、安全等诸多方面的发展,具有特殊性。

医药行业的特殊性,要求医药行业从业者具有较高的道德水平,在自觉遵守医药法律法规的基础上,严格按照国家审定的注册工艺、质量标准研发和生产,严格按照药品经营质量管理规范经营。但是,单纯依靠法律监督,不依靠药德建设显然是不够的。以无菌手术衣生产为例,若生产人员缺乏药德意识,不遵守洁净生产要求,则会造成无菌产品质量不合格,严重的还会对无菌操作空间产生污染,造成生产事故。

(二)新发展阶段药德的环境走向

过去几年发生的重大药害事件,暴露了部分医药企业或从业者的价值观错位、道德缺失、规范意识薄弱等问题。这预示着加强从业者的药德建设,是确保医药行业高质量发展的根本遵循,是新发展阶段全面推进健康中国建设的基础性工程。

当前,药德发展中存在的问题也要用发展的眼光去看待,去探索解决之道。首先,市场经济要求参与者在规则允许的情况下开展相关活动,反对有悖道德的思想和行为。新发展阶段,经济发展更快,必将对从业者的专业能力和职业素质提出更高的要求。其次,技术的发展进步必定催生相应的道德要求。从古至今,技术的发展进步最初都会带来一些伦理道德问题,若人们既要享受技术带来的好处又要保障安全,则必须强化道德。在国家政策的引导和创新技术的支持下,医药企业技术创新成果不断涌现,必将辅助从业者药德建设水平的不断提升。最后,药德的独立发展已成趋势,作为区别于医德的职业道德,其有独自的内涵和特征,并处于不断发展中。

总的来说,药德在新发展阶段更凸显其在医药产品研制、生产、经营、使用、监管等各环节中的现实重要性,也越来越受到医药企业和全社会的重视。随着社会经济的发展,医药行业需要在救灾防疫,全方位、全周期保证人民生命健康的过程中发挥更重要的作用。当前,医药行业重效益、重技术、重医德而轻药德的现象还将在一定时期、一定范围内存在,严守药德的社会风尚没有完全形成,这表明药德建设必定是一个长期的过程。进入新发展阶段,医药行业的大发展必定带来药德的大发展,同时,药德的大发展也必将促进医药行业的高质量发展,为全面推进健康中国建设贡献力量。

第三节　药德的社会作用

药德是社会道德体系的重要组成部分,在社会生活中扮演着十分重要的角色,它对促进医药行业从业者素质提升和行业的健康发展有着重要作用。党的十九大以后,在推进健康中国战略实施过程中,药德得到了新的发展,体现了新的特征,大健康理念不断深入人心。从业者具备良好的药德,能有效满足新时代人民对健康的需求,助力政府深入实施健康中国战略,完善国民健康促进政策。

一、促进从业者素质的提升

(一)有利于实现医药类高校"立德树人"的目标

医药类高校是培养医药行业从业者的摇篮。正如先贤所言,医药乃生死所寄,责任重大,"非仁爱之士,不可托也"。只有具有高尚药德的人,才能担当起医药行业从业者的职责。药德教育已成为医药类高校道德教育体系的重要内容。开展药德教育,让学生理解和掌握药德准则和规范,接受药德的洗礼,自觉地把药德内化为个体职业道德品质,符合新时代医药类高校强化社会主义核心价值观教育的要求,有利于医药类高校学生人生观、价值观、世界观的形成,是医药类高校落实"立德树人"根本任务的基本途径之一。

（二）有利于提升医药行业从业者的职业素养

医药行业是社会和谐和道德建设的重要展示窗口,不仅因为医药行业自身的特殊性,还因为从业者的工作态度、服务质量、精神面貌都关系着人民的健康和社会风气的养成。在行业中开展药德教育,使广大从业者自觉接受药德教育,树立药德理念,自觉把药德运用到医药工作实际中,符合新时代对医药从业者的要求。

二、促进医药行业的健康发展

（一）有助于增强医药行业的信誉

医药行业的信誉是指行业的形象、信用和声誉,是由千千万万家医药企业的信誉整合而成的。一家医药企业信誉的好坏取决于医药企业的产品与服务在社会公众中逐渐形成的信任程度。信誉是医药行业和企业的生命线,是医药行业秩序的守护神。好的信誉是医药企业通过长期多方面的努力才获得的,是得到消费者和公众广泛支持的必要条件,意味着财富和发展。

不同的医药企业有不同的目标和愿景,就维护行业信誉而言,他们的目标是一致的。药德直接影响医药行业从业者的道德信念及用以评价他人行为的道德标准。有了"药德",医药行业从业者就会把药德与行业目标、愿景紧密地联系在一起,自觉地、习惯性地根据医药行业的整体利益以及对岗位和行业的义务来评价自己的职业行为。他们也能够按照药德要求,在医药活动中自觉约束和调整自己的行为,不断提高服务质量,从而达到主动维护企业和行业信誉的目的。

（二）有助于提高医药企业的效益

要提高医药企业的效益,主要在于促进企业技术进步、提高产品质量、降低成本、提高生产率、促进企业交流合作等,而这些都需要提高医药企业员工的素质。因此,提高效益,关键在于提高员工素质,而员工素质主要体现在员工对于岗位的责任心。首先,在医药企业中,药德水平较高的员工,其责任心也是较强的,能为企业创造较高的经济效益。其次,由于医药行业的特殊性,医药企业经济效益的提升不能一味靠降低成本和提高生产率等来实现,需要考虑更多的社会责任,履行更多的义务。从长远来看,药德对医药企业会发挥其重要的激励和导向作用,企业只有在履行社会义务的前提下才能更好地确保长期的经济效益。

(三)有助于规范医药企业的目标和行为

药德凝练了整个医药行业广泛认可的行为准则和道德规范,能对医药企业的行为选择起到引导和规范的作用。药德通过协调医药企业的个人利益、企业利益和行业整体利益,调动整个行业的积极性,朝着共同目标去努力。药德也能有效减少企业间的内耗,使得医药企业劲往一处使,合理促成行业的发展。更重要的一点是,药德通过调节和规范医药企业的行为,促成医药企业与国家的大政方针保持一致,与社会的发展要求保持一致,与大众需求保持一致,使整个行业健康、良性地发展。

三、保障健康中国战略的实施

(一)更好地服务人民的健康需求

在国家医药行业快速发展以及全面推进健康中国建设的背景下,药德在新时代不断发展,同时也发挥着更大的作用。在全面建设社会主义现代化国家的新阶段,人民对生命健康和生活质量有了更高的要求。新时代药德的创新性、开放性、广泛性、渗透性和自省性等特性使医药行业从业者可以更加精准地对接和满足人民多层次、多样化、个性化的健康需求。

(二)更好地形成以健康为中心的价值观念

传统医药道德的着眼点更多的是患者、疾病,而健康中国强调的是全民健康的理念,是立足于为人民提供全方位、全周期的健康服务。"以患者为中心"或者"以治病为出发点"的理念已经不能完全适应健康中国的发展要求。新时代药德将促成医药企业、从业者从关注疾病到关爱人的一生健康,从关注躯体健康向关爱心理健康、社会健康、道德健康、环境健康的观念转变。加强新时代药德建设,有利于突破传统医药道德理念,培养医药行业从业者服务人民健康的职业素养和职业责任,构建以全民健康为中心的医药行业药德体系。

（三）更好地传承和发展中医药事业

当前,中医药在经济社会发展中扮演着越来越重要的角色。2020 年新冠肺炎疫情暴发时,中医药缓解了早期医疗资源不足的压力,在提高治愈率、降低病亡率等方面发挥了重要作用。

全面推进健康中国建设为中医药的振兴和发展提供了历史性机遇。医药行业从业者要继承、发展、运用好传统中医药理念,创新性发展中医药健康文化和管理文化,使之与新时代药德相融相通,更好地发挥中医药服务于人民群众健康的作用。医药行业从业者是健康中国建设的中坚力量,其职业素质将对医药企业的效益、医药事业的发展乃至整个社会的发展产生重要的影响。药德在提升医药行业从业者素质过程中发挥直接的指引、导向、协调、激励等作用,强化药德建设必将为从业者个体和医药事业发展提供更广阔的空间。

第二章　国内外的药德建设

国内外药德思想的起源和发展有着漫长的历史,是在人类医药活动的实践中逐步形成,并随着人类实践活动的发展而不断地进步和完善的。随着近代医和药逐步分离,药德发展逐渐形成单独的体系,医药行业从业者也更加重视药德建设。全面追溯国内外医药道德思想产生和发展的历史,有利于我们传承和发展国内医药道德精髓,吸收和借鉴国外医药道德建设的优秀成果,形成新时代具有中国特色的药德内涵。推动新时代药德建设和发展,对促进医药行业高质量发展和健康中国战略实施具有重大意义。

第一节　国内药德的传承与发展

一、国内药德溯源

我国具有悠久的历史和灿烂的文化,在医药方面,形成了一定的科学理论,也积累了丰富的实践经验,这些构成了优良的传统医药道德。在我国古代,医药不分家,传统医药道德思想与医学伦理思想自然融为一体。

我国传统医药道德萌芽于原始社会的晚期到奴隶社会的早期。在那个时期,我们的祖先生活极端艰难困苦,除了衣食住行条件极度恶劣外,还常常受到天灾、疾病、战争和野兽的侵害。为了解除伤病痛苦,他们一边从事农业、畜牧业和手工业的生产,改善生活条件,一边采集制造药物,探索治疗疾病的方法。古代传说中的神农氏尝百草,伏羲氏画八卦、制九针,轩辕氏等人察明堂、论经脉,其目的都是"疗民疾""拯天亡"。这些人可被称为中国最早的医药行业从业者。他们在从业过程中体现了爱人、救人、护人的医学伦理思想,他们在尝草、采药、制药的过程中又体现了舍己为人和不懈探索的精神,这些都是传统医药道德的萌芽。

我国传统医药道德在奴隶社会时期初步发展。随着奴隶制国家的形成,生产力水平的进一步发展,社会分工越来越细,出现了专门从事医药工作的人员。商朝的巫医就是一批具有较高文化水平、掌握较多医药知识的群体,他们除了主持祭祀活动外,还用药为人治病。在商朝,酒剂和汤剂已作为中药剂型广泛用于医疗,大大提高了药物的疗效。这一时期医药技术水平的提高,进一步促进了传统医药道德的发展。生命神圣观念、生命质量观念和保健观念,在医药实践中进一步发展。我国先秦古籍《山海经》中反映了西周至春秋期间的一些医药状况,其中出现滋补药、美容药、宜子孙药和避孕药四类特殊药物,这说明当时的人们不仅注重疾病的治疗,而且已开始有目的地改善自身的健康状况和生育状况,体现其对生命质量和保健的要求,这些都丰富了传统医药道德的内容。

我国传统医药道德在漫长的封建社会时期形成并不断发展。儒家思想对我国封建社会的各方面都影响极深,传统医药道德也被深深地打上了儒家思想的烙印。儒家思想的核心是"仁",认为医药乃是"仁术",从业者必须是"仁爱之士",在医药活动中必须以仁爱救人为目的,时刻体现仁心仁术。为此,要求医药人必须做到热爱本职、知人疾苦、仁心从业、广济众生。唐朝时期,我国医药水平处于世界领先地位。朝廷和官府十分重视医药事业的发展,同时也加强了医药法规的建设。为了保证用药安全,唐朝颁布了我国第一部药典《新修本草》,还颁行了医药管理的律令,以法规的形式保证了医药道德规范的贯彻执行。唐律令规定,为人配药有误而伤人命者要判刑,行医卖药不得欺诈患者,奴仆也有享受医疗的权利,仆人生病而"上司不为请医药救疗者,笞四十,以故致死者,徒一年",还规定对囚犯也应给以医药。"药王"孙思邈是唐朝医药道德思想的代表人物,他的不朽著作《备急千金要方》中的《大医习业》和《论大医精诚第二》两篇,是我国历史上最早的专门论述医药道德伦理思想的文献。在这两篇文献中,他系统地提出了医药人在思想品德、专业素质、对患者态度、与同行关系等方面的具体道德准则,这些准则成为医药职业道德规范的基础。

宋、元、明、清时期,战争频繁,疾病流行,人们在同伤病做斗争中,既提高了医药技术水平,又丰富和发展了医药道德。公元 1076 年,宋朝官府在京都汴梁(今河南开封)创办了最早的国家药店"官药局"。官办药局不仅防止了药商投机控制医药市场,也实现了惠民防疫,促进了医药的昌盛。从明嘉靖年间到清末,北京同仁堂、胡庆余堂、方回春堂、九芝堂、天津达仁堂、同济堂相继开业并延续至今。老字号药店在医药道德建设上有严苛的要求,如:同仁堂的"炮制虽繁必不敢省人工,品味虽贵必不敢减物力";胡庆余堂的"戒欺";方回春堂的"许可赚钱、不许卖假";九芝堂的"九州共济,芝兰同芳""药者当付全力,医者当问良心";天津达仁堂的"只求药物真实,不惜重资,炮制之术必求其精""达则兼善世多寿,仁者爱人春可回";同济堂的"购药须出地道,制作必须精细,配售必依法度";等等。

综上所述,中华民族历来强调德与才的统一,传统医药道德思想中也包含了德才统一的思想。清朝医药学家吴瑭说:"天下万事莫不成于才,莫不统于德。无才固不足以成德,无德以充才则才为跛扈之才,实足以败,断无可成。"我国古代的医药人,在长期的医药实践活动中形成了优良的医药道德传统,其内容十分丰富,对医药事业的宗旨、医药人的品德作风和业务素质、选拔和培养医药人才的标准、处理同道关系的准则等方面都有较为明确的要求和论述。历史上许多著名的医药学家都为后人留下了宝贵的医药精神财富,新时代开展药德建设要继承这份珍贵的精神遗产,并将之发扬光大。

二、国内近现代药德的发展

近现代时期,我国医药道德建设经历了民国时期的曲折发展、新中国成立后的大发展两个阶段,继承了中华民族优秀的传统医药道德,借鉴了国外药德的有益成分,经历了革命战争年代和社会主义建设时期的实践历练,初步形成了以马克思主义理论为指导,具有中国特色的、进步的、科学的药德体系。

(一)民国时期药德的曲折发展

民国时期是我国药德的曲折发展时期。这一时期,我国广大的医药行业从业者积极参与了反帝、反封建、反官僚资本主义的斗争,积极捍卫和发展医药事业,在斗争中增强了社会责任感,形成了以爱国主义和革命人道主义为特征的药德思想。

这一时期,药业受到轻视,中药业更是备受压抑和摧残。政府当局没有认识到中医药学的科学性,把具有悠久历史的中医药学当作封建文化来反对,一味实行全盘西化,使中医药事业受到严重打击。这一时期的医药道德建设也遭受重大挫折。但是,中医药界广大爱国人士不屈不挠,先后发起多次全国性的请愿运动,这充分体现了我国医药行业从业者不畏强权、敢于斗争的大无畏精神。

这一时期,医药界的一些有识之士胸怀报国之心,克服重重困难,积极吸取国外医药伦理道德思想中的优秀成果,开展了一系列的药德建设研究。中国药学会于1935年颁行的《药师信条》,是我国最早的一份专门阐述和规范药德的文件。它标志着药德的研究已经开始从医学伦理的领域中分离出来,成为一个独立的伦理道德思想。《药师信条》不仅继承了古代医药伦理道德思想的优良传统,还增加了一些反映时代特征的新内容。例如,"依照药典"制药,"恃药律以保民生"等,强化了医药人的药德意识,规范了从业者的行为。

战争时期,由于战事频繁,交通不便,制药条件差,加上敌人重重包围和封锁,因此药品供应极度困难。面对这一现实,革命队伍中的医药工作者艰苦奋斗,勇于克服困难,以大无畏的精神积极地履行了医药人的职责,努力创造条件,保证了当时的药品、器材供应。为了解决敌后根据地缺医少药的困难,陕甘宁边区人民政府在关于卫生工作的决议中强调,"加强对中医中药的研究,使中医中药的优良部分逐渐科学化"。此后,根据地的医药工作者在积极参与群众防病治病的工作中,科学地开展对中医药和器材的研究,为控制疾病流行、降低死亡率以及加强中医中药研究和培养中西医结合人才做了大量的工作,为我国医药事业在这一时期的稳步发展做出了贡献。

在民国的战乱和动荡时期,我国药德建设经历了曲折发展的过程。广大爱国的医药行业从业者在极端艰难的情况下,继承了传统医药道德的宝贵遗产,吸取了国外医药伦理道德思想中的优秀成果,开展了对药德的一系列科学研究,形成了《药师信条》等理论成果,为新中国的药德建设奠定了一定的基础。

【拓展阅读】

药师信条

中国药学会,1935 年

技术须迅速而精密以利业务的发展

动作须活泼而谨慎以免忙中的错误

施行仁术以尽慈善之义务

依照药典以重病民之生命

制造调配确实以增新医之声誉

清洁整齐弗怠以释外人之疑虑

不许冒充医师以清职业之界限

不许诽谤他人以丧自己之人格

非礼之心勿存养成规矩的态度

非义之利勿取养成正当的行为

勿卖假药须清白的辨别

勿买仇货须切实的觉悟(注:"仇货"指日货)

弗配害人之处方本良心而尽天职

弗售毒杀之药品恃药律以保民生

遵守旧道德以除一切之不正

遵守新生活以除一切之恶习

疑事切弗自专以减过失

余暇多看书报以广知识

凡事须亲自操作以免隔阂之弊

每日须摘记要以免穷思之苦

——1935 年《广济医刊》第 12 卷第 6 期

(二)新中国成立后药德的大发展

新中国成立至 20 世纪末,我国的医药事业得以蓬勃发展:供应的药品、器材的种类由单纯供应医疗用药扩展为满足诊断、治疗、预防、保健、计划生育、促进幼儿生长发育及抗衰老等多种需要的药品和器材;服务对象由单纯的伤病人员扩展到健康人员;业务范围由单纯的医院药品、器材供应扩展到包括医药教育、研发生产经营、储运、医院药检、药政等多个行业。社会主义政治经济制度的确立,使我国的药德思想也发生了质的飞跃,这一时期的药德建设具备社会主义的性质和特点,形成了一定的经济基础、政治基础和理论基础。

1.性质与特点

这一时期的药德具有以下三个特点:继承性、进步性和科学性。

第一,继承性。这一时期的药德思想不是凭空产生的,而是从中国传统医药道德思想中脱胎而来的,它具备传统医药道德思想的浓厚特征。传统医药道德中许多适合社会主义经济基础的内容被保留下来,并经过企业与社会发展的改造,重新提炼,形成了社会主义药德,这完全合乎药德发展的规律。在当代药德建设中,从药德的原则范畴到行为规范的具体要求,许多内容都是传统医药道德在社会主义条件下的新发展。

第二,进步性。新中国成立后,药德继承了传统医药道德的精华,在社会主义国家的土壤中茁壮成长,形成了进步的、发展的社会主义药德。它激励着医药行业从业者奋发图强,投身于国家的医药卫生事业建设,促进了我国医药科学水平的显著提高,对保证人民群众健康和中国特色社会主义事业建设的顺利进行,起到了不容忽视的作用。

第三,科学性。这一时期药德思想的科学性表现在两个方面:其一,能够正确认识事物发展的客观规律,能够正确认识医药行业从业者的历史使命和社会责任,能够正确认识医药事业与整个社会主义建设事业的关系,能够正确处理个人与他人、集体和国家之间的关系。其二,它伴随着中国社会生活条件的变化而变化。道德是社会存在的反映,是由社会经济关系所决定的,有什么样的社会经济基础,就会产生什么样的道德观念。中国社会主义药德思想,产生于革命战争年代,它的核心内容是救死扶伤,实行革命人道主义,保证革命战争的胜利。到了社会主义建设时期,随着医药工作领域的扩大和人们对医药工作认识的加深,社会主义药德思想的内容也更加丰富,使原来只侧重于医院药品供应的单一领域的道德规范,扩充到包括医药产品研制、生产、经营、使用、监管等各分支领域的道德规范体系。

2.形成基础

新中国成立后,药德的形成除了继承传统医药道德的优秀成果外,还有其形成并存在的经济基础、政治基础和理论基础。

第一，经济基础。马克思主义认为，生产关系决定人的社会生活、精神面貌和道德生活。新中国成立后，药德的建设是在我国以公有制为主体的社会主义生产关系的基础上形成和发展起来的。这种以公有制为主体的社会主义生产关系，从根本上改变了人类自有阶级社会以来就存在的人压迫人、人剥削人的关系，在本质上使劳动人民成了社会的主人。医药行业从业者与自己的服务对象之间，从业者之间或者企业内部员工之间都是平等的互助合作关系。从业者面对的服务对象既不高人一等，也不是乞求救援。医药企业研制、生产、供应优质药品，既不是为了获取高额利润，也不是为了施恩图报、扬名显声，而是为了解除患者的病痛、保障人民的健康。这一点，在新中国成立前是难以实现的。

第二，政治基础。坚持党对医药健康事业的领导，这是药德建设的政治基础。中国共产党是中国特色社会主义建设事业的领导核心。党和政府十分重视医药行业道德建设，经常通过各种媒介宣传和提倡医药道德。党和政府表彰医药行业中先进的企业和个人，而对于那些违背医药道德和法律法规的企业和个人，则进行严肃的批评教育和严厉的制裁。政府促进药德建设的制度化、条文化，以法制的权威支持和助推药德建设的发展。

第三，理论基础。马克思主义是我们正确认识世界和改造世界的强大思想武器。医药企业的药德建设，同样离不开这个思想武器。医药行业从业者只有接受马克思主义的指导，树立无产阶级的世界观、人生观，才能更好地认清社会对医药行业工作者的要求，明确自身的使命，把全心全意为人民健康服务，作为崇高的道德责任，自觉践行药德。

3.理论发展

新中国成立后，党和政府对医药行业进行了整顿，结合爱国主义教育和全心全意为人民服务的理念对医药行业从业者加强了药德教育，使广大从业者的药德水平有了显著提高。医药企事业单位普遍制定了医药道德守则和公约，从业者也主动开展医药道德的研究，使药德理论进一步发展，初步形成了社会主义的药德原则和规范。20世纪七八十年代，西方生命伦理学传入我国，丰富了我国当代医药伦理道德的内容；20世纪80年代后期，我国学者开始展开对医药职业道德的理论研究，为我国药德的发展奠定了良

好的基础;20 世纪 90 年代,《关于当前加强医药院校德育工作的意见》《高
等医药院校教师职业道德规范(试行)》《高等医药院校学生行为规范(试
行)》《医学生誓言(试行)》等文件颁布,强调在落实把德育放在首位的过程
中,必须把德育工作渗透到医药教育教学的全过程,这进一步完善了药德
理论。

药德理论的发展还体现在对药德意识、药德关系、药德实践等三方面的
理论研究。第一,药德意识理论,包括药德的本质、特点和作用,药德的产生
和发展规律;第二,药德关系理论,包括药德的基本原则、主要规范以及在医
药事业各个业务领域中的具体道德要求等;第三,药德实践理论,包括药德
的行为选择、评价和药德修养、教育等。

药德理论的发展,对我国的医药事业发展起到了重要的推动作用,对进
一步凝练新时代药德的核心精神,构建新时代药德理论和实践体系具有直
接的启示意义。

第二节　国外药德的传承与发展

我国药德建设源远流长。同样,国外药德建设从最初在不同地域的独
自发展到近现代的不断交流融合,形成了优秀的传统医药道德文化。在经
济全球化的今天,中国医药事业的发展离不开世界,世界医药事业的发展也
离不开中国的推动,药德建设亦是如此。了解掌握国外药德文化,可以为我
国新时代药德建设提供有益借鉴和参考。

一、国外药德的溯源

古埃及是西方医药学最早的发源地之一,西方迄今为止最早的医药学典
籍《埃伯斯纸草文稿》就发现于此。在 5000 多年前的古埃及时期,人类已经对
处方的调配、剂型、功效以及药物的剂量做出了明确的规定和说明。"配药司
监督"的出现,保证了制药质量和用药安全,说明古代医药道德在古埃及已经
得到发展并获得了一定的成就。传说现代的处方代号"R",就是源于古埃及
的"荷鲁斯之眼"传奇故事,象征神的守护与康复。这反映了在早期的医药活
动中,人类已有了不懈探索、尊重科学、安全至上等医药道德思想。

古希腊医药学形成于公元前 4 世纪左右,它的代表人物为希波克拉底
(Hippocrates,约前 460—前 370 年),他的主要著作《希波克拉底文集》是研
究西方医药学史的重要资料。希波克拉底在文集中的很多地方都谈到医药
道德问题,指出:"不论至于何处,遇男或女,贵人及奴婢,我之惟一目的,为
病家谋幸福。"著名的《希波克拉底誓言》反映了奴隶社会时期医药人员与患
者之间,以及医药人员彼此之间的关系,是古希腊医药伦理思想的代表性文
献,也是阶级社会最典型的医药道德体现。

古罗马时期是西方医药学显著进步的时期,药德建设也得到快速发展。
古罗马人在制药过程中严格遵循程序,以保证药物的治疗效果,这说明在古
罗马时期对制药手段已经有了较严格的要求。古罗马早期的塞尔萨斯
(Celsus,前 25—50 年)是一位专门研究医药的学者,是百科全书学派代表
人物。他对医药学进行了系统的研究,撰写了《论医学》。在这本类似"家庭
医药指南"百科全书的著作中,对记载的药物不仅阐明了其功效,也指出了
其禁忌和危险性,说明古罗马时期的医药人员已经开始有意识地避免药物
副作用可能对人体产生的危害。该书对当时的医疗器械的使用及效果也做
了介绍,并提出了要用医药学理论来指导医药学实践的思想,这在当时的条
件下,是难能可贵的。公元 2 世纪,著名医药学家盖仑(Galenus,129—199
年)对西方药德发展做出了重要贡献。盖仑极力反对当时盛行的"驱魔",强
调发挥药物的药效并且重视科学用药,体现了实事求是、追求真理的精神。
盖仑还强调医药人员要有对医药事业的热爱和无私奉献的精神。

古代药德在伊斯兰教医药学的发展中也有重大突破。阿拉伯人创办了
世界上第一个专业药店、配药所以及第一所药科学校。当时的一些医药学
家已经开始通过动物实验来减少药物潜在的安全威胁,体现了严谨认真的
医药道德。阿拉伯帝国时期的迈蒙尼提斯(Maimonides,1135—1208 年)撰
写的《祷文》是当时较有代表性的医药道德文献,其中"愿绝名利心,服务一
念诚,尽力医病人,无分爱与憎,不问富与贫,凡诸疾病者,一视如同仁"的论
述体现了不求名利、平等待人的医药道德思想,与我国传统医药道德的"普
同一等"有异曲同工之妙,为当代医药道德理论提供了丰富的内容。

西方进入中世纪以后,宗教神学统治了社会生活的所有领域,严重阻碍
了医药科学与医药道德的发展。13 世纪,文艺复兴运动从意大利兴起,在

运动中逐步形成的关心人、尊重人的思潮,给药德的发展带来直接的积极影响。意大利的一些城市订立了以道德为主要内容的药剂师规章,规定了药品的合理价格,制定了配制复杂药剂的质量保障措施,凡从事医药技术工作的人员都被要求宣誓,服从管理。这阶段对药物的安全性问题、医药人员与病人的关系问题也高度重视,实验科学亦在这个时期兴起。在阿拉伯,动物实验得到极大的提倡和发扬。通过动物实验等以降低药物对人体的危害,在这一时期真正成为可能。研究和制定共同遵守的药德规范也被众多医药团体和社会所关注,这些都体现了西方古代药德的发展。

二、国外近现代药德的发展

进入近代以来,国外药德建设继续发展。这一时期的代表人物有瑞士的帕拉塞尔萨斯(Paracelsus, 1493—1541 年)、意大利的拉马齐尼(Ramazzini, 1639—1714 年)和英国的托马斯·帕茨瓦尔(Thomas Paclaw, 1740—1804 年)等。帕拉塞尔萨斯在医药实践中坚持为普通人着想,简单、便宜用药,不图虚荣和享受,全身心投入医药事业中,体现了仁爱济世的大德精神;拉马齐尼关心多种职业工人的健康和身体状况,撰写了描述职业疾病的著作《论手工业者的疾病》,体现了医药工作者关心社会发展的道德情操;托马斯·帕茨瓦尔出版了《医学伦理学》,该书以道德箴言的形式阐述了医药从业者应当遵守的道德行为规范,希望避免医药从业者之间的恶性竞争,以防损害患者的利益。

随着西方现代化学工业和制药工业的高速发展,医药科学不断前进,临床新药大量使用,医疗水平快速提升,使得人们对药德问题的关注度不断提高。第二次世界大战后,人们开始制定国际性的条例、公约、宣言,以加强对药德的建设。1946 年,鉴于纳粹的暴行,《纽伦堡法典》诞生,对人体试验确立了受试者知情同意原则、维护受试者利益原则、先经动物实验原则等基本的准则。之后,医学伦理学宣言《日内瓦宣言》《赫尔辛基宣言》先后诞生,为医药人体试验规定了更具体、更详细的道德规范。19 世纪五六十年代,随着新药的不断涌现,化学药物的副作用日益凸显,全世界范围内药物性灾难事件频发。其中,最严重的一次是由镇静药"沙利度胺(反应停)"的广泛使用而造成的大量新生儿畸形的恶性事件,在世界医药学界和伦理学界引起强烈震动。新药研制人员急功近利,在未经充分的前期试验或试验结果尚不明确的情况下,就将医药产品投入临床导致药害事件发生。这虽然与医药科学的发展水平有一定的关系,但更重要的是与医药从业者的药德缺失有关。世界卫生组织(WTO)于1969年公布了"药品质量控制和优良生产操作规程",并建立了药物不良反应国际联合监察中心等组织,对药物的生产、销售、使用等做了一系列规定。1978年,美国医学家爱德华·兰伯特(Edward Lampert)博士撰写的《现代医药中的错误》一书,叙述了20世纪以来医药学史上发生的恶性事件,历数医药灾难及其后果,告诫人们从过去的错误中吸取教训,以避免新的医药灾难。此后,越来越多的国家开始重视药德教育,药德方面的著作也随之问世,许多有关医药研制、生产、经营、使用及科研等方面的规范不断被制定出来。

虽然国内国外在地域文化、社会制度、经济水平等方面存在较大差异,但是国外医药事业发展以及药德建设依然有众多相关研究成果值得我们学习和借鉴。通过对国外药德发展历程的学习,我们不难发现,国外药德建设从理论到实践,在药品研制、生产、经营、使用、监管的各环节都形成了一定的体系,重视药德培养,重视医药品质把控,重视实事求是、尊重科学、追求真理等,这些都值得我们思考和学习。

【拓展阅读】

希波克拉底誓言

(公元前4世纪,希腊)

医神阿波罗、阿斯克勒庇俄斯及天地诸神为证,鄙人敬谨宣誓,愿以自身能力与判断力所及,遵守此约。凡授我艺者敬之如父母,作为终身同世伴侣,彼有急需我接济之。视彼儿女,犹我弟兄,如欲受业,当免费并无条件传授之。凡我所知无论口授书传俱传之吾子、吾师之子及发誓遵守此约之生徒,此外不传与他人。

我愿尽余之能力与判断力所及,遵守为病家谋利益之信条,并检束一切堕落及害人行为,我不得将危害药品给予他人,并不作此项之指导,虽然人请求亦必不与之。尤不为妇人施堕胎手术。我愿以此纯洁与神圣之精神终身执行我职务。凡患结石者,我不施手术,此则有待于专家为之。

无论至于何处,遇男或女,贵人及奴婢,我之唯一目的,为病家谋幸福,并检点吾身,不做各种害人及恶劣行为,尤不做诱奸之事。凡我所见所闻,无论有无业务关系,我认为应守秘密者,我愿保守秘密。倘使我严守上述誓言时,请求神祇让我生命与医术能得无上光荣,我苟违誓,天地鬼神共殛之。

第三节　国内外药德建设的启示

国内外医药道德思想经过历代医药学家和从业者不断丰富、发展、深化,逐步形成体系。古代中国医药道德思想中的广济众生、普同一等、仁心仁术、修制务精、戒欺等是当代药德精神的基础,对于我们研究新时代药德建设有重要的启迪意义。国外从古埃及、古希腊、古罗马等发展起来的实事求是、尊重科学、追求真理等药德思想精髓也同样具有重要的借鉴作用。

一、尊重源头

药德是医药行业从业者修身立业之魂,只有强化药德建设,才能从整体上提高医药行业从业者的药德水平。药德建设如果不得其法,那么无论花多大力气,都难以见效。新时代药德建设必须尊重源头,从我国传统医药道德和国外古埃及、古希腊、古罗马等药德思想源头上吸取营养。

文化传统存在于人们的生产和生活实践之中,总是作为一种先进和潜在的力量影响人们的生活。新时代药德建设既要弘扬中华民族的传统美德,又要吸取不同文化的优秀成果为我所用。中国传统道德虽然遭到了市场经济和西方医药思想的冲击,遇到了前所未有的挑战,但依然是大部分中国人进行医药实践评价的标准,是我们开展新时代药德建设的重要基础。新时代药德建设的一大难题在于人们往往不是被特定的传统思想所束缚,就是对西方科学精神的盲目崇拜。因此,要尊重药德源头,开展合理建设。

（一）承接中华优秀传统医药道德

2017 年 1 月,中共中央办公厅、国务院办公厅印发了《关于实施中华优秀传统文化传承发展工程的意见》,明确提出"到 2025 年,中华优秀传统文化传承发展体系基本形成"。中医药既是中国传统治病救人的医药学思想和技术,又是中华传统文化精华的集中体现,其思想观念和实践方法都蕴含着深刻的中国哲学智慧,是中华优秀传统文化的精髓。

习近平总书记在 2019 年对中医药工作作出重要指示:"要遵循中医药发展规律,传承精华,守正创新,加快推进中医药现代化、产业化,坚持中西医并重,推动中医药和西医药相互补充、协调发展,推动中医药事业和产业高质量发展,推动中医药走向世界,充分发挥中医药防病治病的独特优势和作用,为建设健康中国、实现中华民族伟大复兴的中国梦贡献力量。"①中医药是中华优秀文化的重要载体,几千年的防病治病实践也使中华优秀文化得到有效的弘扬与传播。如"仁者寿"的道德健康理念、"医乃仁术"的医德观、"大医精诚"的职业追求等道德理念不仅在防病治病中得到医患接受认可,而且对其他领域也产生深远的影响,被广为接受。中医药文化蕴含着我国传统医药道德的丰富思想,要承接中华优秀传统医药道德必须深刻认识并传承好优秀传统中医药文化。

当前,加强药德建设必须以我国传统医药道德为基础,把那些符合新时代要求、有助于经济社会协调发展的内容承接下来,全面推广。在健康中国战略推动下,药德在当今社会的道德结构中处于更加重要的地位,尊崇药德的发展趋势越来越明显。承接中华优秀传统医药道德,将促进和保障中华民族医药事业的发展,推动提升中华儿女的文化自信和道德自信,为建设中华民族共有精神家园提供有力支撑,也有利于促进中华文化繁荣昌盛。

(二)吸收国外优秀药德成果

一个国家或民族的文化发展和道德进步,除了继承、弘扬本国或本民族文化和道德的优秀成果外,还必须积极吸收其他国家或民族的文化和道德的优秀成果,这是毫无疑义的。不同道德的相互学习和借鉴是道德发展的基本前提和必要条件。吸收借鉴国外优秀道德成果,能够使中国特色社会主义道德建设不仅深深根植于中华民族优秀传统道德的沃土、深深立足于社会主义初级阶段和现代化建设的实践,而且能自觉顺应道德、文化乃至人类文明发展的潮流。

吸收国外医药道德成果,要运用马克思主义的立场、观点和方法,对国外医药道德成果进行具体分析,科学鉴别,择善而从。凡有益于我国社会主

---

① 习近平对中医药工作作出重要指示[EB/OL]. (2019-10-25)[2021-09-01]. http://www.gov.cn/xinwen/2019-10/25/content_5444863.htm.

义药德建设的应认真吸收、积极借鉴;凡有害于我国社会主义药德建设的应坚决抵制、严加防范。例如,在国外医药道德思想中,着眼于患者的利益、注重药学服务效果、关注用药过程和机制对人体功能的影响,以及强调在药学实践中开展科学实验研究的作用等,这些内容体现了实事求是、尊重科学、追求真理等积极的医药价值理念,对我国丰富药德内涵、完善药德建设具有重要的借鉴意义。

(三)凝练药德的核心精神

社会主义药德植根于民族文化的沃土,是传统医药道德的延续和升华。我国传统医药道德体现了济世、仁爱、精诚等重要思想,对于指导和规范新时代医药行业从业者研制、生产、经营、使用、监管的行为具有重要意义。传统医药道德的核心精神体现了对生命价值、终极关怀的深刻认识,是对优秀传统医药文化的总结诠释。凝练传统医药道德的核心精神是深刻理解传统医药道德的最好方式,是建设社会主义新时代药德的根脉,也是尊重源头的最好体现,符合新时代健康中国建设的要求。

二、注重传承

国内传统医药道德的传承伴随着医药文化的传承,经历了一波三折的过程。中国古代文化在秦代历经了秦始皇焚书坑儒、项羽火烧阿房宫等浩劫,医药文化虽然也在浩劫中遭受一定挫折,但其主体作为非正统文化幸运地被保存了下来。在汉武帝"罢黜百家,独尊儒术"后,方术(医药学)由于当时被认为是偏门的文化,在传承中再次遇到挫折,但在医药人的努力下,主体的优秀传统医药文化最终还是传承了下来。这些经历,为传承药德和开展药德研究带来了宝贵的经验。

中华传统文化与西方文化各有特点,这种特点也体现在传统医药道德与西方药德思想的不同。西方药学以科学精神为支撑,注重科学事实,而很少从整体上来研究患者,在这种理念指导下的早期药学服务缺乏人文关怀;中华传统医药道德是以人文精神为主导,注重整体,但较西方缺乏科学精神。因此,新时代药德建设必须在立足于传承中国传统文化的基础上体现西方科学精神与中国人文精神的结合。

新时代的药德建设必须坚持继承性与时代性、普遍性与先进性、科学性与进取性的统一,在继承弘扬中国传统医药道德文化的基础上,加强西方科学精神与中国人文精神的有效结合,赋予药德新的时代特色和内涵。

新时代药德的传承应注意以下几点。

(一)加强宣传,营造氛围

传统医药道德作为中华民族文化的一部分,之前基本是通过老字号药店及医药人有意识地传承。但是,传承者数量较少,传承行动也未形成氛围,造成药德的传承没有形成体系,很多要素在传承中缺失。新时代药德建设,一是学习和宣传药德先进典型,先进典型产生于现实生活中,来源于人民群众,学习先进典型,也必须把他们的品质和精神,融入日常工作、生活的方方面面;二是把药德建设同社会主义核心价值观建设结合起来,把学习药德先进典型活动纳入社会道德建设领域,融入城市、行业、单位、社区等各项大众文明创建活动中,引领社会新风尚;三是以公益宣传、社区宣传、校园宣传等形式,以医药行业从业者为中心进行辐射,使药德传承变成全民行动,营造新时代政府机构、学校、企业及社会都重视药德、传承药德、发展药德的良好氛围;四是广泛开展药德教育,医药类院校或继续教育机构应设置药德教育课程,加强对医药类专业学生的药德教育,医疗机构和医药企业应定期设置药德培训课程,强化对从业人员的药德理论和实践教育。

(二)思想认同,多方传承

药德建设本质上是道德建设的一部分,属于思想层面的建设。我国传统医药道德的很多内容通过古籍、药方、老字号药铺、古代医药器具等传承了下来。其中,老字号药铺传承了古书、药方、官方规定、民间习俗、制药要求、行医规范等。老字号药铺的经营方法中也包含众多药德内容,如为五岁以下小儿专制药丸、初一或十五半价赠药、每逢朔望两日奉送药丹、订货只取工本、尊称先入行者为"先生"或"某师"等,这些都体现了注重产品质量、开拓医药市场、开展优质服务、提高业务素质、严格内部管理的做法。因此,老字号药铺是承载药德和医药文化的较好平台。对于药德传承而言,第一,必须用舆论引导社会主义药德的形成和发展,为药德传承创造良好的社会氛围;第二,必须不断加强和完善法律法规,为药德传承提供有力的政策保障;第三,传承药德归根到底需要个人的自律和努力,这也是药德建设的关键所在。

提升医药行业从业者的自身药德素养,不仅仅要使其从思想上认同药德,更要从行动上传承。要做到这些,一是要建立合理有效的药德激励体制。这是提高医药行业从业者效能感的直接措施。待遇过低或者待遇与个体工作不相符均会导致从业者心理失衡,从而降低个人成就感和产生职业倦怠感。因此,对从业者的道德行为进行正向激励十分必要。二是及时干预从业者的效能感。对于从业者产生工作倦怠、自我效能感降低等生理和情绪状态,企业要高度重视,通过定期进行药德培训和积极引导及时干预。从业者也要通过多种手段进行自我调节,提升自身的综合素质以及道德选择能力。

(三)保护传统,交流创新

清朝晚期,在枪炮声中,中国开始被迫接受西方的文化。受西医的冲击,一些中医药人萌生了中西医汇通的思想。近代以来,作为一种新的医学模式和医疗形式以及中医药发展的一个方向,中西医结合逐渐成为中国医学的一大优势和特色,但这也使得部分中医药人改变了自身的思维方式,偏离了对中医药的职业认同,甚至以西医的标准来认识中医,曾一度导致了几乎所有中医院的西化,阻碍了传统医药道德的发展。

新中国成立以来,党和国家领导人都十分重视中医药的发展,尤其是党的十八大以来,习近平总书记多次强调中医药是中华文明的瑰宝,并对中医药工作作出重要指示,强调要遵循中医药发展规律,传承精华,守正创新,为建设健康中国贡献力量。进入新时代,我国已经开启了全面建设社会主义现代化国家的新征程,有效保护、交流创新优秀传统医药道德可以从以下几个方面去做:一是加强保护传统医药道德,将其列入非物质文化遗产的保护范畴,强化对传统医药道德的普及教育,提高人们对传统医药道德的认识、接受和重视程度。二是建立传统医药道德的研究和学术机构,积极开展学术交流。传统医药道德是基于中医药的具有不同于西方医药道德的一整套独有的思想理念。要在保护传统的基础上加强与国外医药道德的交流,使药德在不断丰富、充实和完善中实现新的突破并保持永恒的生命力。三是强化对中医药和中医药文化的研究,深入挖掘传统医药道德资源,探索传承的新方法,以提升优秀传统医药道德在群众中的认同感。四是在中西医文化交流中提升中医药道德自信。中医药从来都是一个开放的体系,兼容并蓄、从容吐纳。现代中医人在保存中医药文化与道德特色的前提下,应在"一带一路"倡议、文化强国等国家战略实施过程中积极利用国家间的交流合作、互联网等有效形式,实现文化与道德的交流互鉴,更好地突破差异障碍,宣扬中医药文化和道德的精粹,从而在交流中实现创新,不断提升中医药道德的软实力与国际认同感。

三、慎重扬弃

传统医药道德受时代的限制,其中也掺杂着封建伦理观念和迷信思想。国外医药道德也受宗教神学思想以及资本主义思想的影响,不可避免地存在很多糟粕,需要慎重鉴别,合理扬弃。

(一)传统医药道德的合理扬弃

《论语》有云:"见贤思齐焉,见不贤而内自省也。"传统医药道德发展的过程中涌现了许多先进人物,且具有社会影响力,他们是后人的学习榜样,应大力宣传他们展现高尚医药道德的先进事迹,让当代更多的人"见贤思齐"。对于古籍、药方、老字号药铺、古代医药器具等传承下来的传统医药道德的精华部分应积极总结发扬,把他们融入新时代药德的内容中,促进新时代药德的发展进步。

历史上的许多医药行业从业者行医施药,一方面是出于恻隐之心,为了解除患者的病痛;另一方面也是为了"顺天命""积阴功""行阳德",其目的在于"图善报"。在"身体发肤,受之父母,不敢毁伤"和"死,葬之以礼,祭之以礼"的封建思想束缚下,我国古代许多医药行业从业者对于人体解剖和外科学不敢问津,严重阻碍了我国医药科学的发展。还有,如明朝《习医规格》中要求,医生在为妇女诊病时,病重则"就床隔帐诊之",病轻则"就门隔帏诊之",而且都必须"以薄纱裹手",如"病家不便,医者自袖薄纱"。在针刺妇女身体的某些穴位时,要隔衣下针等。无疑,这都是封建性的陈规陋俗,必然影响诊察和治疗的效果,是违背科学的。诸如此类因果报应、愚昧忠孝以及男女授受不亲等传统封建思想中的内容,显然不符合新时代医药事业发展和新时代药德建设的要求,应果断弃除。

(二)国外药德的批判选择

在西方,自古埃及文明以来,西方药德中刻苦探索与追求的精神、保证安全用药的要求、精诚服务的思想都是当代医药企业可以继承实践并发展的药德。但西方药德思想受西方狭隘的民主思想影响,认为所有的一切都要基于个人来展开,没有太多宗族、社会、家国责任概念。因此,西方的医学道德观念和道德规范更多的是外在的,强调道德规范对医生行为的制约和监督作用,试图通过道德规范约束医学主体的行为达到医学治病救人的目的。受到资本主义私有制和剥削制度等的制约,政府制定的部分规范对医药企业和个人的药德发展促进作用也不明显,相反有些还制约了整个社会药德的发展,对民众来说并没有提供多少保障和福祉。此外,长期阻碍医药科学和药德发展的宗教神学思想也应该被弃除;二战时德日法西斯进行细菌人体实验的暴行应该被坚决反对。相比于中国的传统医药道德注重行医者自省和自律,强调"医乃仁术""天人合一""济世"等理念,西方医药道德思想关注个体、不关注整体的缺陷显然不利于药德的长远发展和进步。

综上所述,古今中外药德皆有可取之处和不足之处。我们既不能妄自尊大,以为国内的药德思想能够指引新时代药德发展的全部,也不能妄自菲薄,只尊崇国外的药德思想。同时,我们也应看到一些医药道德思想在古代可能发挥过重大作用,但放到今日已经不符合时代要求。我们应该结合国情,用历史唯物主义的观点进行分析,取其精华,去其糟粕,有效借鉴国内外先进经验,深入研究和丰富新时代中国特色社会主义药德,促进国家医药事业的可持续发展。

四、聚焦时代

随着改革开放的不断深入和市场经济的不断完善,我国医药行业也随之发生了广泛而深刻的历史性变革。经济环境、政治环境、社会环境、文化环境都在发生着日新月异的变化。习近平总书记 2016 年在全国卫生与健康大会上强调:"要把人民健康放在优先发展的战略地位。"[①]任何道德观念和道德规范总是随时代的发展而变化的,药德建设必须聚焦时代要求。

(一)新时代医药教育需要药德提供内容支持

新时代医药行业从业者所处的社会环境发生了变化,一方面立德树人的根本任务对医药类高校提出了强化德育的要求;另一方面医药行业践行药德和药德缺失的正反两面事件对从业者产生了积极和消极的两方面影

---

① 中共中央文献研究室.习近平关于社会主义文化建设论述摘编[M].北京:中央文献出版社,2017:101.

响。为了提高从业者药德素养,改变不良职业行为,需要强化对从业者的药德教育。药德教育也是医药类高校落实立德树人根本任务的重要途径。党的十九届五中全会提出"全面推进健康中国建设",满足人民群众对生命安全和健康的需求,加强药德建设,强化药德教育有利于更好地引导从业者树立正确的药德观念、坚定药德信念、养成药德精神。

新时代的药德教育,首先,要将医药道德教育与爱国主义教育相结合。传统医药道德是我国传统文化的精华,是祖国历代医药人为我们留下的宝贵财富,从中挖掘爱国主义元素,能够激发从业者的爱国情怀和报国之志。其次,在中华民族传统医药道德中,重视济世、仁爱、精诚等思想,这其中体现的守望相助、宽容乐群、真诚友善的人际相处原则,能让医药行业从业者在社会建设中正确处理个人利益与集体利益、国家利益之间的关系,增强社会责任感,促进社会群体的和谐幸福。最后,医药道德教育要与人生修养教育相结合。现实生活中的每一个体的修养和境界都影响着一个国家和社会的道德精神风貌。中华传统医药道德发展过程中,不同时代的医药学家在药学实践中都注重个人优秀医药品德的养成,如药王孙思邈在治病救人和编纂《备急千金要方》的过程中体现了仁爱、精勤、诚信等品德;李时珍在撰写医药巨著《本草纲目》中逐渐形成了实事求是、坚持不懈、精勤不倦等品格。在传承中华医药道德的过程中感悟这些医药学家个人品德修养的形成过程,能够较好地提升个人修养与药德素养。

(二)新时代医药行业改革需要药德提供智慧支持

当前世界正面临百年未有之大变局,中国正处于全面建设社会主义现代化国家新的发展阶段。新的发展阶段对药德的影响主要有两点:其一,科学技术是影响当今社会发展最重要的因素之一。当代药德在一定意义上具有科技道德的特点。科学技术引发了很多药德伦理困境,对新时代药德建设提出了挑战。其二,市场化大潮对当代药德产生了重大影响。医药企业如何正确处理获利与人道、社会效益与经济效益等关系,成为医药行业药德建设的重要内容。

面对这些影响带来的问题,除了政府支持和制度建设之外,更重要的是要通过药德建设提供智慧支持。一是要营造药德氛围。充分认识到广泛宣传、营造药德氛围是做好药德建设工作的基础。医药类院校、企事业单位要明确药德宣传重点、加大药德宣传力度、创新药德宣传形式,营造浓厚的药德氛围,发挥药德氛围的感染、陶冶功能。二是要深化药德内涵。充分领悟药德内涵的实质,认知药德教育的重要性。医药类院校、企事业单位要通过药德教育的改革升级,构建完善的药德教育体系,从而提高药德教育实效。三是要拓展药德路径。充分认识到药德实践路径的拓展,是有效开展药德教育的必要方式。医药类院校、企事业单位要通过创新实践方式、丰富实践内容,探索更有效的药德实践路径,全面提升从业者的药德素养,为医药行业的长远发展奠定坚实的基础。

(三)全面推进健康中国建设需要药德提供精神支持

习近平总书记在党的十九大报告中提出健康中国战略,并指出:"人民健康是民族昌盛和国家富强的重要标志,要完善国民健康政策,为人民群众提供全方位全周期健康服务。"[①]《中共中央关于制定国民经济和社会发展第十四个五年规划和二〇三五年远景目标的建议》中又明确提出,全面推进健康中国建设。全面推进健康中国建设,需要有高尚药德的医药人才的支撑。药德教育与实践对于培养医药人才的高尚药德至关重要,因此,全面推进健康中国建设需要药德提供精神支持。

在全面建设社会主义现代化国家的新发展阶段,药德体现在对人民群众的全方位全周期的健康服务中。在医药产品研制、生产、经营、使用、监管等各环节都必须具备厚德博识、敬畏生命、良心制药、精益求精、诚实守信、廉洁守道、仁爱济世的药德核心精神。

当前,世界正处于大发展大变革时期,经济全球化、文化多样化发展。一些腐朽思想文化特别是错误的价值观渗入,会导致某些医药行业从业者信念困惑、意志动摇,干扰医药行业的宗旨和方向,与全面推进健康中国建设的新形势格格不入。当前,务必把"以人民为中心,以健康为根本"这一新时代中国特色社会主义药德建设的基本原则在全行业范围内贯彻执行。可见,加强药德建设具有时代紧迫性,是推进新时代我国医药事业发展的重要课题。每一位矢志于医药行业的从业者都应当以实际行动为加速推进药德建设做出贡献。

---

① 习近平.决胜全面建成小康社会 夺取新时代中国特色社会主义伟大胜利——在中国共产党第十九次全国代表大会上的报告[M].北京:人民出版社,2017:48.

第三章　药德和医药企业文化

医药企业文化有其独特的内涵与特点,是医药企业核心竞争力的体现。打造优秀医药企业文化对于医药企业长远发展来说具有重要意义。国内外知名医药企业都有其独特的企业文化,对企业的长盛不衰、不断发展壮大起到了决定性作用。医药企业中的药德与企业文化有相通之处,两者可以相互渗透和融合。药德培育是医药企业文化建设的基石,如果没有药德培育,打造优秀医药企业文化也就无从谈起。药德培育与医药企业文化建设相辅相成。

第一节　医药企业文化

我国历来重视医药行业从业者的药德建设,药德建设可以通过强化企业文化建设来实现。国内医药企业从 20 世纪 80 年代开始,逐渐把企业文化建设作为工作重点之一,经过长期的企业文化建设实践,取得了丰硕成果。当前,医药企业文化日趋成熟,并逐步成为企业的核心竞争力。

一、医药企业文化的内涵与特点

(一)医药企业文化的内涵

医药企业文化是医药企业在长期研发、生产和经营活动中,通过企业领导者或多数人主动倡导和精心培育而逐渐形成的,是具有医药行业特色和企业特点的价值观念、思维方式、行为准则、历史传统等物质形态和意识形态的总和。我们可以从以下三个层面来理解医药企业文化的内涵。

第一,精神层。医药企业文化的精神层也可称为理念层,集中表现为医药企业的价值观。

第二，制度层。医药企业文化的制度层是指通过企业组织形式、规章制度等表现出来的文化，是医药企业文化的物化形式。例如，医药企业的经营方针、管理制度、操作规程、岗位职责等一系列规章制度。

第三，物质层。企业文化的物质层是指通过医药企业的内外环境、各种物质设施及建筑、企业标识、产品及商标等表现出来的文化。

医药企业文化的精神层是确定企业方向和原则的，制度层是用来执行的，而物质层体现了企业的形象，反映了企业文化的外在表现。医药企业文化的精神层是核心，制度层和物质层则是精神层的物化形式，彼此相辅相成。

医药企业文化是长期发展形成的，受到中华传统医药文化的影响和滋养，蕴含着中华传统医药文化的精华，是融于医药人血脉的理念和力量。因此，它也是药德形成的主要来源之一，在实际中对医药企业产生巨大影响。

（二）医药企业文化的特点

鉴于医药行业的特殊性，医药企业文化既有一般企业文化的系统性、稳定性、时代性等特点，也有区别于其他企业文化的特点，如独特性、人本性、社会性、传承性等。

1. 独特性

医药企业在药品研制、生产、经营、使用、监管等诸多环节中逐步形成的一套系统而独特的理念，随着长期的积淀，形成企业文化。这套独特的文化有别于一般的企业文化，它必须关注质量管理体系建设，强化全方位、全过程质量管理，履行医药产品全生命周期责任；它还要求在医药产品全生命周期过程中，医药行业从业者必须具备良好的从业态度、行为及社会责任感，因此具有独特性。

2. 人本性

所谓人本性，就是以人为本。医药企业文化的人本性体现在它切实履行主体责任，生产质量安全可靠、老百姓能够安心使用的"放心药"，保障提供价格合适、老百姓买得起的药品。医药企业文化的人本性也是企业实现健康、和谐、可持续发展的根本保障。

3.社会性

药品安全问题,关系到广大人民的生命健康,是重要的社会问题。医药企业要针对可能发生的医药产品质量安全问题建立风险防控机制,如果发生严重不良反应,就立即采取风险控制措施,及时向社会公开风险信息及处置情况;必须建立药品追溯体系,确保发生质量问题的药品能够全部召回,对造成人身伤害的及时给予补救。因此,医药企业文化具有鲜明的社会性特点。

4.传承性

医药企业文化既继承了中华传统医药文化的精髓又在不断适应新时代新环境的过程中实现创新发展,遵循文化的积累、传播和变革规律,不断演进与成长。

5.系统性

医药企业文化是由精神文化、制度文化和物质文化等多种要素构成的一个复杂的系统,无论是管理层还是普通员工,都存在于这个系统之中。在不同的企业活动中,各要素之间又会相互作用形成数目巨大的子系统。因此,医药企业文化的建设要从全局出发,结合医药企业的内外环境条件,在医药企业理念、制度、形象等多层面上重点突破,系统推进。

6.稳定性

医药企业文化是医药企业的核心要素,是在企业长期发展过程中逐步形成的,具有非常强的稳定性。这种稳定性是由企业大多数员工的心理惯性、思维惯性和行为习惯的长期稳定性决定的。医药企业文化的稳定性还体现在它一旦形成后就会保持一定时间内的持续和稳定,不会因为医药企业人事变动或组织结构变化而发生较大的变化。

7.时代性

任何医药企业都处于一定的时代环境中,受这个时代的影响又服务于这个时代。它的生成与发展,必然会受到这个时代的政治、经济体制以及文化习俗的制约。随着时代要求的变化,医药企业文化也应该被赋予新的内容,或变革或重塑。

二、医药企业文化是医药企业的核心竞争力

(一)核心竞争力的内涵及特点

从企业发展的动力来看,资本、人力资源、技术和管理等都是企业发展的竞争力。但是,近些年来的研究发现,企业增加资本投入、引进人才和技术、借鉴先进的管理方法等,给企业所带来的发展并不持久,而只有长期积累的核心优势才是企业持久发展的动力之源。

"核心竞争力"又称核心能力,由美国著名管理学家普拉哈拉德(C. K. Prahalad)和哈默尔(G. Hamel)于1990年在《哈佛商业评论》上发表的文章《公司核心竞争力》中首次提出。企业核心竞争力是指企业在长期经营管理中或在知识、信息整合创新中累积的能够为企业带来竞争优势的资源,以及资源的配置与整合方式。凭借着核心竞争力产生的动力,一个企业就有可能在激烈的市场竞争中脱颖而出,使产品和服务的价值在一定时期内得到提升。它包括把握全局、审时度势的判断力,大胆突破、敢于竞争的创新力,博采众长、开拓进取的文化力,保证质量、诚实守信的亲和力。企业核心竞争力的形成和培育是一个缓慢的、动态的过程,它是带有壁垒性和独特性的。在市场经济中,核心竞争力是企业不断寻求发展的战略途径,其目的是拉开与竞争对手的优势差距,这也意味着核心竞争力必须经过识别,并不断地维持及强化,否则将有可能被赶超甚至消除。

普拉哈拉德和哈默尔提出识别和检验核心竞争力的三种方法:一是核心竞争力能够为组织进入多个市场提供方便;二是核心竞争力应当对最终产品为客户带来的可感知价值有重大贡献;三是核心竞争力应当是竞争对手难以模仿的。以此理论来看,医药企业的核心竞争力应具有如下特点。

1.价值性

医药企业的核心竞争力能够为企业发展带来利润及潜在价值,为产品注入价值,为客户带去价值体验,因而能使企业在市场竞争中保持竞争优势,这种价值作用是核心竞争力的价值性体现。

2.独特性

医药企业的核心竞争力应为其所独有,具有壁垒性特征,寓于企业文化中,表现为其他企业难以模仿之深层机制。

3.渐进性

医药企业的核心竞争力应是企业在经营管理过程中形成的经验、制度、理念、创新和发展机制、员工素质等,是在打磨中渐进发展的,其培育往往要花数十年甚至更长的时间。

4.延展性

医药企业的核心竞争力应具备向多领域市场扩展的特性,使企业能基于自身的竞争优势不断延展有生命力的市场,具备市场价值渗透及溢出效应。

【拓展阅读】

核心竞争力是组织内的集体学习能力,尤其是如何协调各种生产技能并且把多种技术整合在一起的能力。核心竞争力不仅仅是整合各种技术,同时它还意味着对工作进行组织和提供价值。核心竞争力是沟通,是参与,是对跨越组织界限协同工作的深度承诺。核心竞争力并不会随着使用的增多而减少。有形资产会随着时间的流逝而减损,但核心竞争力却会随着应用和共享的增多而增强。但是,核心竞争力也需要培养和保护,因为知识不用就会消亡。核心竞争力是把现有业务维系在一起的黏合剂。它们也是新业务开发的动力。多元化经营和进军新市场或许也要以它们为依据,而不仅仅是看市场的吸引力。

——摘自《公司核心竞争力》(The Core Competence of the Corporation,1990)

(二)医药企业文化促进核心竞争力的形成

医药企业文化的价值不仅表现在对药品等产品质量的保障上,也体现在产品所蕴含的文化内涵带给消费者的健康理念上,慰藉患者的心灵,激发患者战胜病魔的勇气。医药企业文化如同药物研发的核心技术一样难以被对手模仿、复制和替代,它促进医药企业成为独特的个体,形成其他企业难以模仿的深层机制,从而转化为企业长久发展的竞争优势。同时,医药企业文化的独特性决定了医药企业的学习力和创新力,使企业具备向多领域市场扩展的能力,是企业核心中的核心。

医药企业文化功能的发挥可以产生文化力,优秀的医药企业文化力是一种柔性生产力。具体体现在以下三方面:

其一,文化作为一种可传承性资产,价值巨大。当医药企业文化力作用于产品生产时,文化产生的价值是不可估量的。医药企业传承了古今中外医药优秀文化,能够赋予医药产品更多的文化元素,产生巨大的价值。

其二,医药企业在长期发展过程中形成了独特的文化力,对员工产生鞭策作用。企业在生产医药产品的过程中,从产品研发开始的一系列流程都具有特殊性。企业也承担了特殊的社会使命,必须履行更多的社会义务,因此在发展过程中也形成了独特的经营理念,对员工产生特定的影响,即独特的文化力,能促使员工强化社会责任感,保持对产品质量和服务大众行为的高要求。

其三,医药企业文化力还会随着企业的发展而动态发展,能够刺激企业员工的学习力和创新力提升。员工学习力和创新力能促进医药企业核心竞争力的发展,同时又可以反作用于文化力,丰富企业文化的内涵。医药企业也需要在学习和创新中不断成长,有学习才能顺应国家医改和医药市场发展潮流,持续保障医药产品的高质量,有创新才能不断研发新的治病救人的有效药物,逐步攻克疑难杂症。

(三)医药企业文化推动核心竞争力的发展

1.医药企业文化激活企业的内在动力

医药企业文化是激活企业内在动力的重要因素。首先,医药企业的生存与发展离不开企业文化。从历史和现实看,优秀的企业文化造就优秀的医药企业。医药企业很多时候不仅要追求效益而且要履行更重要的社会责任,特殊时期在没有任何利益的情况下也要保证药物等产品的供给,要承担亏本的风险。在利益驱动力失效的情况下,更需要强大的企业文化做支撑,激发医药行业从业者的社会责任心、兼济天下的使命感和护佑众生的爱心等内在动力,保证医药企业与社会大众共渡难关,确保企业不断发展。其次,医药企业文化是激活人才潜能的关键,它通过人的思维、思想、精神起作用。如果说市场竞争中人才是关键,那么,把人才凝聚起来并激励他们努力工作的关键则是企业文化。再次,医药企业文化也能激活制度、理念、生产力、创新力等其他生产要素,使他们在企业文化的统领下发挥最佳效果。因为,要让复杂的企业系统内的各子系统步调协同、行动统一、力量凝聚,必须有统一的思想理念来指挥协调,而企业文化就是这个指挥协调的中枢,所以它是企业的灵魂。最后,文化资本具有实物硬件资本不可比拟的优越性,即没有污染、开发潜力大、能长期稳定使用。拥有巨大文化资本的医药企业,其经营理念、价值观念一般都是与企业持续发展的要求相一致的。因此,企业就更有能力自主地处理可持续发展中的诸多困难,能自觉地承担更多的社会责任,如保护环境的责任、护佑患者生命健康的责任、关爱员工的责任等,从而实现医药企业及整个社会的健康持续发展。

2.医药企业文化影响企业的长期效益

影响企业经营效益的因素有很多,但在诸多因素中,文化因素起着关键性作用。哈维·莱宾斯坦(Harvey Leeibenstein)提出著名的"X 效率理论",认为由于企业缺乏动机和存在常见的惰性,以及企业没有一直努力实现成本极小化的行为导致企业中存在着没有被利用的机会。通过大量的实践证明,一个拥有优秀文化的企业,可以充分发挥企业内的智力资源,在原有的基础上进一步提高企业的经营效益。

约翰·科特(John P. Kotter)和詹姆斯·赫斯克特(James L. Heskett)在《企业文化与经营业绩》一书中指出:"企业文化对企业的长期经营绩效有重大作用。"他们通过十多年对两百多家企业的跟踪调查研究,最终得出结论:企业必须重视企业文化建设,企业文化建设对公司的经济效益和员工数量增长有很大助力。

良好的医药企业文化犹如企业强力的永动机,可以激发员工的兴致与动力,产生显著的效益。医药行业,是国家创新与发展的前线,需要日新月异的技术更迭,永不停止的探索与完善。毋庸置疑,内在创造力是医药行业的重要核心竞争力。建设良好的企业文化与氛围是激发其内在创造力的最佳路径之一,直接影响企业的效率与成绩。良好的医药企业文化促进医药企业经营效益的提升,主要体现在三个方面:一是良好的企业文化使员工目标一致,社会责任感增强,为员工指明了关爱他人、泽被苍生的共同目标和明确的方向,激发了员工内心的原动力和至善情怀,使员工步调一致,增强了凝聚力;二是良好的医药企业文化能营造出良好的工作氛围,能激励从业者发挥工作主动性和积极性;三是建立在良好企业文化基础上的管理机构和组织体系,能够促进有效沟通,使药品研制、生产、经营、使用、监管的渠道更为畅通,促进医药企业克服困难,有效履行社会责任。

3.医药企业文化决定企业的发展方向

企业文化是每个成功企业所必有的理念和价值观,直接影响企业的命运。良好的企业文化氛围能促进医药企业增强活力,拥有更大的发展潜力。如果没有良好的企业文化,就会使医药企业在运作中遇到各种各样的问题,造成发展困难。

随着中国经济进入高质量发展的新阶段,在全面深化改革,构建高水平社会主义市场经济体制的背景下,国家政策的调整引发了医药市场的重大调整。同时,信息普及化、需求多样化、城乡和地区间发展的不平衡更加明显,导致人才流动快速化,这使医药企业面临更大的挑战和更激烈的竞争。同时,健康中国战略的实施使各方面对健康产业建设都非常重视,也为医药企业的发展带来了难得的机遇。因此,已有文化基础的医药企业必须顺应形势,进一步完善企业文化,发挥文化的导向作用;还未建立文化体系的医药企业必须抓住发展机遇,结合自身实际,塑造稳定、合作、有社会责任、有价值影响力和较高竞争力的企业文化,不断提高文化实力,谋求企业的长远发展。新时代,塑造医药企业文化可以从药德建设入手,从古今中外的药德内容中吸取精华,培养医药企业文化的核心精神,结合企业价值追求、管理理念和工作准则等形成独特的企业文化。

总之,我国的社会主义市场经济发展至今,医药企业在市场竞争中必须重视医药企业文化建设。医药企业文化是企业持续发展的核心要素和内在动力,是医药企业的核心竞争力,优秀的企业文化对医药企业的持续稳定发展起积极的推动作用,使得医药企业向着正确的方向不断前进。

第二节 知名医药企业文化

近年来,大大小小的医药企业层出不穷,有的企业可以长盛不衰或日益兴盛,但有的企业却昙花一现。究其根源就会发现企业文化是一个医药企业长久持续发展的重要保障。纵观当前国内外知名医药企业,无一不拥有优秀成熟的企业文化,这是企业蓬勃发展、健康向上的内在动力和不竭源泉。

一、国内知名医药企业文化

我国庞大的人口基数带来不可小觑的医药行业市场规模,与人民生命健康和生活质量密切相关的医药行业亦快速发展。一些知名医药企业因其优秀的企业文化,成立至今依然屹立于行业领域中。

(一)医药生产企业

1.江苏恒瑞医药股份有限公司

(1)公司概况。江苏恒瑞医药股份有限公司,简称"恒瑞医药",始建于1970年,是一家从事创新和高品质药品研制及推广的民族制药企业,是国内知名的抗肿瘤药、手术用药和影像介入产品的供应商。公司将科技创新作为第一发展战略,在多地建有研发中心或分支机构,打造了一个几千人的研发团队,已有多个创新药获批上市。公司建立了符合美国、欧盟和日本标准的生产、质控体系,是第一家将注射剂规模化销往欧美日市场的中国制药企业。通过全球协作,公司有注射剂、口服制剂和吸入性麻醉剂等制剂产品在欧美日上市销售,造福全球患者。

(2)品牌设计。恒瑞医药的品牌标识采用了传统的字母组合方式,分为左右两个部分。左边字母"Hr"镂空于椭圆形图案中,椭圆的蓝色背景具有图案聚焦的作用,代表安全可靠,值得信赖,字母 H 连接部分为一粒药片,呼应了恒瑞医药企业的特征。右边的"恒瑞"两字意为"恒心致远,瑞怡人生",体现恒瑞医药"科技为本,创造健康生活"的理念。

(3)企业文化。恒瑞医药以"科技为本,为人类创造健康生活"为使命,以"专注创新,打造跨国制药集团"为愿景,致力于"让中国患者用得上、用得起具有国际先进水平的新药、好药,让世界使用中国创制的药品",不断推动一系列高端制剂实现进口替代,解决药品可及性问题,并让这些产品走向国际,服务全球患者,做优中国制造。作为民族制药企业,恒瑞人认为,制药人要有大爱,只有始终对患者饱含深情,以人民的健康需求为导向,才能获取超越物质层面的源源不绝的动力,塑造民族制药发展的大格局,成就服务健康的大事业。

2.云南白药集团股份有限公司

(1)公司概况。云南白药集团股份有限公司,简称"云南白药集团"。云南白药创制于1902年,1971年根据周恩来总理指示建厂,发展至今,已成为我国医药行业领军企业,以云南白药系列产品享誉国内外。集团主营业务清晰,运营状况良好,主要分为药品、健康品、中药资源和医药物流四大板块,各个板块既独立担纲,又相互支撑,形成从选育、种植、研发、制造到健康产品及服务的全产业链市场价值体系,形成三产融会贯通、多板块互利发展的经济生态圈,是云南省实力最强、品牌最优的大型医药企业集团。

(2)品牌设计。云南白药集团的品牌标识为虚拟的宝相花,由牡丹、芍药、菊花组成,中间以宝葫芦贯穿,彰显医药行业特色,寓意企业悬壶济世,奉献为民。上面的仙丹,象征白药的保险子(因为它的功效,是为疼痛做保险,所以称作保险子)。整个标识色彩鲜艳,极具地域民族特色。

(3)企业文化。云南白药集团所主张的是:中药文化、关爱文化和伤痛文化;承诺:如果伤痛在所难免,云南白药就在你身边。云南白药集团还从品类、品质、品德、品行等方面不断地塑造着其真诚厚实的关爱文化。云南白药集团在新时代以传承文化、超越自我、济世为民为企业宗旨,为保障人民健康安全,推动中医药和中医药文化走向世界不断贡献力量。

3. 中国北京同仁堂(集团)有限责任公司

(1)公司概况。中国北京同仁堂(集团)有限责任公司,简称"同仁堂"。是全国中药行业著名的老字号,创办至今300多年屹立不倒,其安宫牛黄丸、同仁牛黄清心丸、同仁乌鸡白凤丸等一大批王牌名药家喻户晓。目前,同仁堂涵盖现代制药业、零售商业和医疗服务三大板块。截至2020年,同仁堂已拥有七个子集团、两个研究院和多家直属子公司,其众多零售终端和医疗机构可以常年为广大消费者提供健康服务。

(2)品牌设计。同仁堂的品牌标识是模仿汉朝瓦当造型,圆形中间是"同仁堂"三字,左右是两条对称的中国龙形。标识采用两条飞龙,代表着源远流长的中国医药文化历史。"同仁堂"作为主要图案是药品质量的象征,"同仁"意指"同修仁德",是对同仁堂所有员工的一种勉励和激励,即激励员工把制药卖药、治病救人作为修炼自身仁德的一种途径,它浓缩了中华民族对一个有所作为的人的要求,修仁德是为了济世和报效社会。整个标识图案标志着同仁堂是国之瑰宝,在继承传统制药特色的基础上,采用现代的科学技术,研制开发更多的新药造福人民。

(3)企业文化。同仁堂创办之初以"制药一丝不苟,卖药货真价实"为宗旨,之后,又明确提出了"遵肘后,辨地产,炮制虽繁必不敢省人工,品味虽贵必不敢减物力"的训条,确立了"修合无人见,存心有天知"的准则。300多年来,历代同仁堂人始终遵循开办的宗旨以及先人留下的古训,坚持质量优先、信誉优先。如今,"同修仁德,济世养生"是对同仁堂作为中医药企业的初心、使命和精神的新概括、新总结,表达的是同仁堂人立志以服务人类健康为己任的理想和追求。同仁堂独特的制药精神和经营文化,成为中医药文化的突出代表,也为传承中医药文化做出了自己独有的贡献。

4.修正药业集团股份有限公司

(1)公司概况。修正药业集团股份有限公司,简称"修正药业",不仅从事中成药、化学药、生物药品的研发和生产,也从事销售、连锁经营及中药材栽培,是一家大型现代化民营制药企业。修正药业以"创民族品牌,建百年修正"为愿景,在立足全国的同时面向世界。修正药业长年居于全国医药工业百强企业前列,更是向着成为世界百强制药企业的目标不断迈进。

(2)品牌设计。修正药业品牌标识是英文"管理"(management)的缩写,形状为圆形,象征着集团是由产业、营销、生物工程、国际贸易四大平台组成。标识的颜色由红、蓝组成:红色象征员工们敬业的诚挚、服务的热情,代表着蓬勃向上的时代精神;蓝色象征着生命,表示集团公司以"修元正本,造福苍生"为己任,同时也告诉世人,集团的胸襟像大海一样广阔,像天空一样深远。标识像两把开山斧,一把斧劈山开路,创新求变;另一把斧砍向人间病魔,造福苍生。它又像张开双翼的大鹏鸟,翱翔寰宇,扶摇九霄。它象征着修正药业事业蓬勃发展,一日千里;象征着修正药业的创新精神永无止境。

(3)企业文化。修正药业是国内知名的医药企业,作为一家医药专业化企业,修正药业把为消费者健康服务作为企业发展的第一动力。企业的宗旨是"修元正本,造福苍生",体现了修正药业体恤苍生,造福人类的大爱精神。企业的理念是"修德正心,开创无限",表明了修正药业在发展过程中始终把药德放在首位。同时,公司把质量放在企业文化的核心地位,"坚持做良心药、放心药、管用的药",时刻牢记药品质量关系患者生命,产品质量关系企业生命,展现了企业长久发展的力量源泉。修正药业致力于成为做药的专家,做健康的使者。正是由于长期坚持良好的企业文化,坚持做有良心的好药,修正药业才能成为消费者心中值得信赖的品牌。

5.哈药集团有限公司

(1)公司概况。哈药集团有限公司,简称"哈药集团",是国有控股的中外合资企业,拥有哈药总厂、哈药三精、哈药六厂、哈药中药二厂、哈药世一堂、哈药生物、哈药三精四厂、哈药三精明水、哈药三精千鹤、哈药三精儿童、哈药疫苗十余家工业企业和哈药人民同泰、哈药营销有限公司多家商业流通企业及药物研究院。集团融医药制造、贸易、科研于一体,主营业务涵盖抗生素、非处方药品及保健食品、传统与现代中药、生物医药、动物疫苗及医药商业六大产业领域,拥有"哈药""三精""盖中盖""护彤""世一堂"等中国著名商标及"世一堂"中华老字号的使用权。

(2)品牌设计。哈药集团的品牌标识是由白色的集团英文名缩写"HPGC"和红色圆组成。红色圆寓意哈药集团如旭日在世界的东方,孕育着勃勃向上的生机,体现了哈药集团孜孜以求的信念和哈药人宽广、博大的胸怀。简洁、明快、个性鲜明的造型,展现出哈药集团雄厚的实力与发展无限之活力,传递出哈药集团像阳光一样照耀、温暖人间,烘托出献身医药事业,造福人类千秋的企业宗旨。

(3)企业文化。哈药集团恪守"济世救人,兴业报国"的品质精神,全力为维护人类健康生活而努力。哈药人把"打造百年品牌,精制优质良药"作为实践"济世救人"的精神核心,以"为人类健康提供良心好药"为使命,全面落实"做地道药品,做厚道企业"的企业宗旨,秉持做药为民、人和兴业,以人类健康为己任的责任观和世界观,强调"诚信为本""客户至上""敬业担当""创新创效"的价值观,努力为振兴企业、报效祖国做贡献。哈药集团期望成为一家值得信赖的创新型、全球化医药健康企业。它的使命、理念、价值观、愿景等形成了独特的企业文化,引领了企业的发展方向。

6.杭州胡庆余堂药业有限公司

(1)公司概况。杭州胡庆余堂药业有限公司,简称"胡庆余堂",是全国知名的老字号中药企业,是我国现存历史悠久的传统中药企业之一,享有"江南药王"盛誉。20世纪90年代后期,胡庆余堂坐落于美丽的钱塘江畔,继承了百年"戒欺"的诚信治业精神,完成了从传统作坊走向现代化的历程。当前,胡庆余堂已成为高新技术企业、中国诚信企业、浙江省诚信满意十佳优秀企业、杭州市十大产业重点企业。

（2）品牌设计。"胡庆余堂"由晚清首富胡雪岩出巨资创建。胡雪岩本欲取名"余庆堂"，"庆余"源自《周易》"积善之家，必有余庆"。因余庆堂是秦桧的堂名，所以改为"庆余堂"，既有"积善余庆之意"，又有"衍续庆祝的含义"。胡雪岩创办药房，意欲悬壶济世，普济苍生，因此取名"胡庆余堂"。

（3）企业文化。胡庆余堂的宗旨"济世宁人"，充分体现了胡庆余堂的道德情怀。胡庆余堂创立药铺时提出的"是乃仁术"，在制药上遵循的"采办务真，修制务精"，在经营上提倡的"真不二价"等，形成核心的"戒欺"文化。百余年来，胡庆余堂一直以"戒欺"祖训为指引，坚持诚信制药，以其品牌、质量和信誉立世，是传承中医药文化和中医药事业的典范。

（二）医药经营企业

1. 中国医药集团有限公司

（1）公司概况。中国医药集团有限公司，简称"国药集团"，是由国务院国有资产监督管理委员会直接管理的大型医药健康产业集团，构建了集研发、制造、物流分销、零售连锁、医疗健康、工程技术服务、专业会展、国际经营、金融服务等于一体的大健康全产业链。旗下有1500多家子公司和国药控股、国药股份、国药一致、天坛生物、现代制药、中国中药6家上市公司。集团规模、效益和综合实力持续保持国内和亚洲医药行业领先地位，连续七年被国务院国有资产监督管理委员会评为"中央企业负责人经营业绩考核A级企业"。在国际权威品牌价值咨询公司"品牌金融"发布的2020年全球品牌价值医药企业25强排名中，荣膺亚洲第一。

（2）品牌设计。国药集团品牌标识取用汉字"善"的上半部分，简化象形成涌动的水波纹，取义"上善若水"，寓意国药集团如水般的胸怀与境界，泽被万物、谦逊包容；上善意为至善，完美；水寓意避高趋下是一种谦逊，奔流到海是一种追求，刚柔并济是一种能力，海纳百川是一种大度，滴水穿石是一种毅力，洗涤污淖是一种奉献。整体设计呈现心形，它象征一颗集关爱、责任、创新与分享的生命之心，承载着无疆大爱。品牌标识设计充分体现了国药集团"关爱、责任、创新、共享"的核心价值观。

（3）企业文化。在长期发展过程中，国药集团逐渐形成了"关爱生命，呵护健康"的企业核心理念，形成了变革、创新、务实、进取、奉献的企业精神，体现了"关爱、责任、创新、共享"的核心价值观，这些共同组成了富有特色的国药文化。国药文化指引集团积极履行中央企业政治责任,积极履行防病治病、保障人民健康和促进行业发展的社会责任,为创建受人尊敬的具有全球竞争力的世界一流医药企业集团而努力奋进。

2.华润医药商业集团有限公司

(1)公司概况。华润医药商业集团有限公司,简称"华润医药商业",是华润医药集团全资的大型医药流通企业。华润医药商业主要从事医药商品营销、物流配送以及提供医药供应链解决方案服务。主要经营西药制剂、化学原料药、中成药、中药饮片、医疗器械、医用耗材、生物制品、营养保健品等。近年来,公司经营规模一直位居全国医药商业企业前列,曾荣获中国医药商业百强企业、中国医药商业 AAA 级信用企业、中国医药企业文化建设示范单位等荣誉。

(2)品牌设计。华润医药商业的品牌标识中"华润"二字,蕴含"中华大地,雨露滋润"的美好寓意,华润企业标识的设计理念源自盛唐书法宗师颜真卿的书法。颜体的"华"字中间由四个"人"字组成,由此启发而创作的华润标识,表明华润与悠久灿烂的中华文化一脉相承。华润标识中琥珀黄的正方形象征大地,寓意华润心系祖国,扎根于中华沃土。白色的"人"字从琥珀黄的底色中鲜亮地跳出来,代表华润人勇于面对挑战,积极创新思维。

(3)企业文化。华润医药商业以"拓展医药保健事业空间,提高生命健康保障"为企业使命,把诚实守信作为核心价值观和建基立业的根本。以人为本是华润价值创造的宗旨,创新发展是华润迎接挑战的动力。面对未来,华润医药商业立志为患者、医疗机构、政府、供应商提供全方位的服务,力求成为社会信赖的大健康服务平台。

3.上海医药集团股份有限公司

(1)公司概况。上海医药集团股份有限公司,简称"上海医药",是沪港两地上市的大型医药产业集团。它的综合排名位居全国前列,是我国为数不多的在医药产品和分销市场方面均居领先地位的医药上市公司,主要业务涉及研发、制造、分销、零售等多个领域。上海医药注重研发创新,工业制造覆盖化学、生物制药、中药和保健品、医疗器械等领域。

(2)品牌设计。上海医药的品牌标识是由白色的上海医药的英文缩写"SPH"和长方形的蓝色背景组成。蓝色是大海的颜色,象征生命与健康,纯净向上,传递行业属性,表达"关爱生命"的寓意。阳光照耀大海,寓意照亮生命的希望,上海医药品牌体现了不断探索研发,孜孜不倦致力于推动人类健康事业发展的精神,深含"呵护健康"的理念。

(3)企业文化。上海医药以"持之以恒,致力于提升民众的健康生活品质"为企业使命,倡导"创新、诚信、合作、包容、责任"的企业核心价值观,以"关爱生命、造福健康"为经营宗旨,其企业文化展现"开明睿智、大气谦和、科学严谨"的气质,表现出敢于超越自我、不受束缚、勇于创新的上药品质。

4.浙江英特集团股份有限公司

(1)公司概况。浙江英特集团股份有限公司,简称"英特集团",以经营药品、生物器械为主营业务,以医药专业分销、现代物流、电子商务、生产加工及终端零售为主要经营业态,拥有浙江英特药业有限责任公司等四十余家成员企业,是浙江乃至整个华东地区重要的医药营销服务商。

(2)品牌设计。英特集团的品牌标识以蓝色为主色调,象征着英特人大气、开放、精致、和谐的可贵品质,凸显了英特人"有为有味,品质品位"的文化特质。标识中五条依次相连的彩带预示着英特是一个团结协作、共创辉煌的卓越团体,中间的一抹橙色,正是英特朝气蓬勃、热情奔放的有力象征。

(3)企业文化。英特集团以"致力于人类健康事业"为使命,以"全局意识、责任意识、卓越意识"为核心价值观,以"诚信、卓越、创新"为做人做事的行为准则,弘扬攻坚克难、精益求精的英特精神。以文化人,天长地久。英特集团一直将文化建设作为实现企业又好又快发展的重要推动力,从提炼企业精神、完善人文关怀、加强经营管理、营造学习氛围、打造高效团队等各个维度入手,积极开展多形式、全方位的企业文化创建活动,形成了独具英特特色的企业文化氛围。英特结合自身实际,继承并发扬优秀传统,树立了"全局意识、责任意识、卓越意识"的核心价值观,营造了富有时代特色和进取精神的英特文化。

5.九州通医药集团股份有限公司

(1)公司概况。九州通医药集团股份有限公司,简称"九州通",是一家以中西成药、中药、医疗器械等为主要经营产品,为医疗机构、零售药店、医药商业企业及政府采购提供医药分销及现代医药物流服务,通过互联网为终端客户和消费者提供电子商务及健康管理服务的大型企业集团。九州通落实经营战略规划,以"做专医药配送、做精产品营销、创新互联网服务、稳健高质量发展"为总体战略,抢抓发展机遇,制定了"核心业务、战略业务、其他业务"的战略组合,确立了"核心业务做稳、战略业务做大、其他业务做优"的战略发展思想。

(2)品牌设计。九州通品牌标识由左右两部分构成。左边是以代表理智、沉稳、科技、创新、效率的蓝色为主色构成的"9"字形状,彰显九州通通过不断进取,提升企业执行力的决心和信心。右边的英文"Jointown",发音类似"九州通",是"九州通"这个词的由来,寓意"连接·城镇",象征九州通快速、灵活、畅通无阻的医药服务网络体系能够连接全国乃至全球。

(3)企业文化。九州通的核心价值观是以客户为中心、以业绩为导向、以文化为驱动、以质量为生命,企业精神为诚信、勤奋、竞合、创新。诚信是对事业的忠诚和为客户提供真诚的服务,是九州通成功最基本的前提,信誉是人的生命,也是企业的生命。勤奋,即勤俭与奋斗。它是中华民族的传统美德,九州通过去的发展靠勤奋,现在和未来也依然保持勤奋的本色。竞合即竞争与合作,九州通与合作伙伴之间、九州通的各部门之间、员工与员工之间为了共同目标在平等互助的基础上,各显其能、协作共进,为创造最大社会价值、企业价值、股东价值及员工价值而奋斗。创新是九州通可持续发展的唯一动力,永不满足于现状,不断追求完美是九州通人的基本心态,为业界所称道的"九州通模式"就是企业创新之举。

【拓展阅读】

2021年中国医药行业十佳品牌,2020年中国化药企业 50强、中国中药企业50强名单

2021年,品牌网公布了当年中国医药行业十佳品牌排行榜(见表3-1)。同年7月,国内医药界权威机构米内网2021年米思会的现场,2020年度中国医药工业百强系列榜单也正式发布。2020年度中国化药企业TOP100排行榜与中国中药企业TOP100排行榜全部诞生。本文选取2021年十佳医药品牌和2020年中国化药企业与中国中药企业两个排行榜的50强供参考(见表3-2、表3-3)。

表 3-1　2021 年中国医药行业十佳品牌

排名	品牌名	品牌从属企业名称
1	恒瑞医药	江苏恒瑞医药股份有限公司
2	云南白药	云南白药集团股份有限公司
3	白云山	广州白云山医药集团股份有限公司
4	同仁堂	中国北京同仁堂(集团)有限责任公司
5	999 三九	华润医药控股有限公司
6	修正	修正药业集团股份有限公司
7	正大天晴	正大天晴药业集团股份有限公司
8	CSPC 石药	石药控股集团有限公司
9	复星医药	上海复星医药(集团)股份有限公司
10	哈药牌	哈药集团有限公司

表 3-2　2020 年中国化药企业 50 强

排名	企业名称	排名	企业名称
1	江苏恒瑞医药股份有限公司	26	深圳市海普瑞药业集团股份有限公司
2	中国生物制药有限公司	27	宜昌东阳光长江药业股份有限公司
3	上海医药集团股份有限公司	28	成都康弘药业集团股份有限公司
4	石药控股集团有限公司	29	深圳信立泰药业股份有限公司
5	齐鲁制药集团有限公司	30	山东新华制药股份有限公司
6	上海复星医药(集团)股份有限公司	31	浙江医药股份有限公司
7	江苏豪森药业集团有限公司	32	悦康药业集团股份有限公司
8	四川科伦药业股份有限公司	33	江苏奥赛康药业有限公司
9	健康元药业集团股份有限公司	34	海思科医药集团股份有限公司
10	华东医药股份有限公司	35	中国医药健康产业股份有限公司
11	鲁南制药集团股份有限公司	36	辰欣科技集团有限公司
12	上海现代制药股份有限公司	37	四环医药控股集团有限公司
13	人福医药集团股份公司	38	亿帆医药股份有限公司
14	华润双鹤药业股份有限公司	39	浙江仙琚制药股份有限公司
15	绿叶生命科学集团	40	浙江京新药业股份有限公司

16	联邦制药国际控股有限公司	41	山西振东健康产业集团有限公司
17	江苏先声药业有限公司	42	石家庄四药有限公司
18	浙江华海药业股份有限公司	43	东北制药集团股份有限公司
19	罗欣药业集团股份有限公司	44	江苏恩华药业股份有限公司
20	瑞阳制药股份有限公司	45	施慧达药业集团（吉林）有限公司
21	普洛药业股份有限公司	46	南京健友生化制药股份有限公司
22	华北制药集团有限责任公司	47	贝达药业股份有限公司
23	浙江新和成股份有限公司	48	山东齐都药业有限公司
24	浙江海正药业股份有限公司	49	哈尔滨誉衡药业股份有限公司
25	远大医药（中国）有限公司	50	天津金耀集团有限公司

表 3-3　中国中药企业 50 强

排名	企业名称	排名	企业名称
1	广州医药集团有限公司	26	黑龙江珍宝岛药业股份有限公司
2	山东步长制药股份有限公司	27	亚宝药业集团股份有限公司
3	华润三九医药股份有限公司	28	九芝堂股份有限公司
4	中国中药控股有限公司	29	贵州益佰制药股份有限公司
5	云南白药集团股份有限公司	30	贵州百灵企业集团制药股份有限公司
6	天士力医药集团股份有限公司	31	河南羚锐制药股份有限公司
7	石家庄以岭药业股份有限公司	32	康臣药业集团有限公司
8	北京同仁堂股份有限公司	33	株洲千金药业股份有限公司
9	济川药业集团有限公司	34	北京中证万融医药投资集团有限公司
10	浙江康恩贝制药股份有限公司	35	上海绿谷制药有限公司
11	江苏康缘药业股份有限公司	36	吉林万通药业集团有限公司
12	太极集团有限公司	37	上海和黄药业有限公司
13	江西青峰药业有限公司	38	京都念慈菴总厂有限公司
14	仁和药业股份有限公司	39	桂林三金药业股份有限公司
15	葵花药业集团股份有限公司	40	李时珍医药集团有限公司
16	昆药集团股份有限公司	41	江苏苏中药业集团股份有限公司

续表

17	天津红日药业股份有限公司	42	西藏奇正藏药股份有限公司
18	天津中新药业集团股份有限公司	43	山东广誉远国药有限公司
19	广西梧州中恒集团股份有限公司	44	广州市香雪制药股份有限公司
20	神威药业集团有限公司	45	马应龙药业集团股份有限公司
21	漳州片仔癀药业股份有限公司	46	成都地奥制药集团有限公司
22	东阿阿胶股份有限公司	47	海南葫芦娃药业集团股份有限公司
23	广东众生药业股份有限公司	48	上海凯宝药业股份有限公司
24	好医生药业集团有限公司	49	山东福牌阿胶股份有限公司
25	华润江中制药集团有限责任公司	50	重庆希尔安药业有限公司

二、国外知名医药企业文化

近年来,随着我国医药环境的不断升级,良好政策的先后出台,准入门槛的优化,人才储备的增多,吸引了众多的国外医药企业来华发展或加大投资。国外优秀医药企业的入驻,同时带来了优秀的企业文化,必将对国内医药企业产生影响,促使国内外医药企业文化的交流与融合,这将是一个相互吸收、共同进步的共赢局面。

1.强生公司

(1)公司概况。美国强生(Johnson & Johnson)公司,简称"强生",成立于1886年,是世界上规模最大的医疗卫生保健品及消费者护理产品生产公司之一。强生于1985年在中国创立了第一家合资企业,如今,强生在中国的业务涉及消费品、制药、医疗器材三大领域,致力于创新、高质量的产品和服务,为中国亿万家庭带来健康。

(2)品牌设计。强生品牌标识源自公司创始人之一詹姆斯·伍德·约翰逊(James Wood Johnson)签发的公司第一张支票上的签名,这是强生经典标识的雏形。随着公司业务的发展,约翰逊的字迹开始应用于多样化的强生产品包装上。约翰逊的亲笔签名已经作为强生标识被沿用了130多年,直到今天也是世界上历史最为久远的公司标识之一。强生创办的初衷是改善人类健康,创始人家族姓氏的签名作为经典标识沿用至今,也反映了公司对这一初衷的承诺与坚守。

（3）企业文化。强生的企业文化体现在：首先，要对病人、医生和护士，对父母亲以及所有使用强生的产品和接受强生服务的人负责。为了满足他们的需要，强生所做的一切都要求是高质量的，必须不断地致力于提供价值、降低成本以及保持合理的价格。其次，要对强生全体员工负责。必须提供包容性的工作环境，并将每一位员工视为独立的个体，尊重他们的多样性、维护他们的尊严，并赞赏他们的优点。最后，对所生活和工作的社会，对整个世界负责，在全球更多地方支持更完善的医疗保健服务，帮助人们拥有更健康的生活，支持对社会有益的活动和慈善事业，改善医疗和教育，保护环境和自然资源。

2. 罗氏公司

（1）公司概况。瑞士罗氏（Roche）公司，简称"罗氏"，是世界十大制药公司之一，世界500强企业，世界上最大的生物科技公司。罗氏于1994年创立了上海罗氏制药有限公司，于2000年创立罗氏诊断产品（上海）有限公司，在医药制药、体外诊断市场上占有较大比重。

（2）品牌设计。罗氏的名称来自创始人弗里兹·豪夫迈·罗氏（Fritz Hoffmann-La Roche）的妻子的姓。品牌标识是一个苯环，苯环内写有"Roche"字样，苯环的蓝色代表着质量，白色代表着纯净，象征罗氏作为一家制药企业以质量为第一，做事正直、诚实。

（3）企业文化。罗氏秉承"先患者之需而行"的理念，致力于通过推动科学进步，改善人类生活。依托制药和诊断两大业务的独特优势，罗氏成为个体化医疗的领导者，旨在通过个体化医疗为每一位患者提供最具针对性的治疗方案。罗氏的首要宗旨是满足患者和客户对于高质量产品和服务的需求，体现了完全尊重患者的原则。同时在生产经营过程中，罗氏致力于保持高度的道德规范和社会水准。罗氏在长期发展中逐步形成了"以身作则、尊重个人、坦诚、信息共享"的文化理念，并主动承担社会义务。

3. 拜耳公司

（1）公司概况。拜耳（Bayer）公司，简称"拜耳"，是一家全球化创新型企业，核心能力集中在医药保健和农业领域。拜耳为改善人类、动物和植物的健康而不断创新，研发新产品和提供解决方案。拜耳在中国的历史源远流长，早在1882年就进入中国市场。1936年，拜耳开始在上海生产阿司匹林。在大中华区,拜耳的业务主要集中于三大子集团,即拜耳医药保健、拜耳作物科学及拜耳材料科技。

(2)品牌设计。拜耳最早的标识是一只有两条尾巴的狮子趴在圣劳伦斯殉难的架子上。后来,狮子的形象几经演变。到了1904年,随着拜耳商业版图的扩大,诞生了"拜耳十字"的经典标识。在西方,十字代表领航者,拜耳十字象征拜耳要做医药企业的领头者。1989年,象征科技和环境的蓝色与绿色,成为全新的色彩加入设计中,2017年,"拜耳十字"的经典标志去掉了原有版本的三维效果,最终形成了当前简洁、直观的标识。

(3)企业文化。拜耳的使命是"拜耳:科技创造美好生活"。拜耳致力于以创新的产品帮助解决当今人类社会所面临的一些重大挑战,通过突破性创新引领农业未来,以满足种植者、消费者和地球家园日益增长的需求,且始终致力于成为负责任的优秀企业员工,在其开展运营的国家和地区履行自己作为企业员工的责任。拜耳一贯秉承可持续发展理念:公司一切活动均以经济、生态与社会承诺并重。它的企业社会责任不仅局限于捐赠,更体现在实现联合国可持续发展目标中的"良好健康与福祉"与"消除饥饿"相关促进社会发展的项目中。拜耳支持员工的志愿服务行为,有组织的志愿服务,成为拜耳履行企业社会责任的有效途径和重要载体。

4.默克公司

(1)公司概况。默克(Merck)公司,简称"默克",创建于1668年,是一家全球领先的科技公司,业务集中在医药健康、生命科学及高性能材料行业。默克于19世纪末就开始从事对中国的贸易活动,向中国销售高纯度化学试剂,并于1933年在上海成立了第一家中国子公司。其中国市场覆盖了所有业务领域(包括医药健康、生命科学和高性能材料)。默克还在北京设立了全球生物制药研发中心,致力于药物创新和研发。

(2)品牌设计。默克的品牌标识是以充满活力的科技公司的概念为基础,采用不同的颜色写成的"Merck"字样,置于深色的背景之中。设计灵感来源于显微镜下色彩斑斓和千变万化的世界,缤纷色彩和多变的形状是对前沿科技的最好体现,完美诠释了默克作为一家充满活力的科技公司的核心理念,彰显了默克鲜明的个性,传递着正能量和以人为本的精神。

(3)企业文化。默克是全球历史悠久的制药公司,基于350余年的传统,始终以技术为驱动力,为患者和用户创造价值。默克以为社会提供卓越的产品和服务为使命,专注于研究人类健康的维护与生活品质的提升,致力于坚守最高标准的道德和诚实,要求对于顾客、员工及自然环境都要尽一份责任,同时,绝不做任何专业上或道德上的妥协。

5. 辉瑞公司

(1)公司概况。辉瑞(Pfizer)公司,简称"辉端",是美国一家跨国制药公司,是全球知名的医药企业。20世纪80年代,辉瑞进入中国市场,致力于促进中国经济的发展和提高中国人民的健康水平。辉瑞还与中国学术机构、政府部门长期合作,促进了中国健康事业的快速发展。辉瑞中国公司的产品涵盖生物制药、疫苗、健康药物等多个领域,满足生命各阶段的不同健康需求。

(2)品牌设计。辉瑞的品牌标识曾由蓝色小药丸加公司名称组成。2021年初,辉瑞更新了品牌标识。新标识分为左右两部分,左边为两道呈环绕形状的蓝色螺旋,类似DNA双螺旋结构,右边为蓝色字体的公司名称。蓝色双螺旋结构不但表示着辉瑞对科学的专注,也体现了辉瑞致力为患者造福的承诺。辉瑞将朝着科学的、深层的治愈和预防疾病的发展方向努力。

(3)企业文化。辉瑞形成了客户至上、尊重他人、力争上游、团队至上、重视道德、追求品质、勇于创新的企业理念。以人为本,尊重他人是辉瑞的一贯作风。辉瑞致力于满足客户的需求,持续关注客户满意度,恪守诚信和尊重他人的原则,通过用最高的道德标准要求自己和他人,使产品和流程获得最高的品质。辉瑞也通过不断创新为世界持续提供高品质的健康产品,努力为人类的健康事业做出贡献。

【拓展阅读】

2021 年全球制药企业 TOP50 榜单

2021年6月12日,美国 *Pharm Exec*(《制药经理人》杂志)公布了2021年全球制药企业 TOP50 榜单(见表3-4)。该榜单主要依据各家药企的2020财年处方药销售收入进行排名。一方面,罗氏以474.92亿美元继续占据榜首;另一方面,除了云南白药集团、恒瑞医药、中国生物制药、上海医药4家中国药企外,石药集团成为又一家进入该榜单的中药药企。

表 3-4 2021 年全球制药企业 TOP50

排名	公司	总部	处方药销售/亿美元	研发投入/亿美元
1	Roche(罗氏)	瑞士	474.92	113.01
2	Novartis(诺华)	瑞士	472.02	84.84
3	Abbvie(艾伯维)	美国	443.41	58.3
4	Johnson&Johnson(强生)	美国	431.49	95.63
5	Bristol-Myers Squibb (百时美施贵宝)	美国	419.03	92.37
6	Merck&Co(默沙东)	美国	414.35	92.31
7	Sanofi(赛诺菲)	法国	358.02	58.9
8	Pfizer(辉瑞)	美国	356.08	88.84
9	GlaxoSmithKine(葛兰素史克)	英国	305.85	59.08
10	Takeda(武田制药)	日本	278.96	43.93
11	AstraZeneca(阿斯利康)	英国	255.18	58.72
12	Amgen(安进)	美国	240.98	40.85
13	Gilead Science(吉利德)	美国	238.06	48.57
14	Eli Lilly(礼来)	美国	226.42	60.86
15	Novo Nordisk(诺和诺德)	丹麦	194.44	23.68
16	Bayer(拜耳)	德国	189.95	31.32
17	Boehringer Ingelheim (勃林格殷格翰)	德国	164.56	37.48
18	Astellas Pharma(安斯泰来)	日本	115.15	21.18
19	Viatris(晖致)	美国	114.95	5.08
20	Teva(佩塔提克瓦)	以色列	110.09	9.97
21	Biogen(百健艾迪)	美国	106.92	39.91
22	CSL(杰特环亚)	澳大利亚	96.56	9.58
23	Daiichi Sankyo(第一三共)	日本	80.29	21.45
24	Merck KGaA(默克)	德国	75.79	18.72
25	Otsuka Holdings(大冢制药)	日本	72.19	19.28
26	Vertex(顶点制药)	美国	62.03	16.35

排名	公司	总部	处方药销售/亿美元	研发投入/亿美元
27	Alexion Pharmaceuticals（亚力兄制药）	美国	60.69	9.98
28	Regeneron Pharmaceuticals（再生元）	美国	55.68	26.5
29	UCB(优时比)	比利时	54.55	17.91
30	Les Laboratoires Servier（施维雅）	法国	51.55	11.97
31	Eisai(卫材)	日本	51.07	14.5
32	Bausch Health(博士康)	加拿大	48.84	4.52
33	Allergan(艾尔建)	美国	47.74	6.06
34	云南白药	中国	47.41	0.26
35	Sun Pharmaceutical Industries（太阳制药）	印度	46.3	2.66
36	Abbott Laboratories(雅培)	美国	44.86	1.85
37	Fresenius(费森尤斯)	德国	42.21	6.31
38	恒瑞医药	中国	42.03	7.14
39	Sumitomo Dainippon（往友制药）	日本	40.28	9.92
40	中国生物制药	中国香港	38.93	4.17
41	Chugai Pharmaceutical（中外制药）	日本	38.81	10.64
42	上海医药	中国	35.85	2.19
43	Menarini(美纳里尼)	意大利	34.65	未知
44	石药集团	中国	32.42	3.85
45	Misubishi Tanabe（田边三菱制药）	日本	31.06	7.47
46	Aurobindo(阿拉宾度制药)	印度	30	1.09
47	Ipsen(益普生)	法国	29.62	4.58
48	Ono Pharmaceutical（小野药品工业）	日本	29.08	6.19

续表

排名	公司	总部	处方药销售/亿美元	研发投入/亿美元
49	Endo International（远藤国际）	爱尔兰	28.97	1.59
50	STADA（史达德大药厂）	德国	28.23	未知

优秀的企业文化对于营造良好的企业环境氛围,提高员工素养和道德水准,对内形成坚强的凝聚力,对外展现良好的企业形象,提高企业核心竞争力,促进企业长久发展具有重要意义。医药企业是以药品或相关产品作为生产经营对象,关乎人民群众的生命安全和切身利益,更应该在研制、生产、经营、使用的各个实践环节中严把质量关,注意企业文化的培养,形成良好的氛围和积极健康向上的企业文化,并让企业文化成为医药企业长久发展的重要保障和不竭动力。

第三节　药德与医药企业文化的关系

一、药德与医药企业文化的内在联系

医药企业文化属于文化的范畴,是一种亚文化;药德,是医药企业的职业道德,属于道德的范畴。医药企业文化中蕴含着药德,药德是医药企业文化中的精华。医药企业文化与药德相同旨归,具有相辅相成、相互渗透、相互融合的关系。

（一）医药企业文化中的药德

医药企业文化的建设中鲜明地蕴含着药德,药德是医药企业精神的表现形式。同仁堂的"同修仁德,亲和创业",广州陈李济药厂的"同心济世,救世扶危",赛诺菲的"齐心"等都体现了共同价值高于个人价值;哈药股份的"以人类的健康为己任,努力为客户、股东、员工和社会创造价值",默克的"始终不忘药品旨在救人,不在求利",强生的"我们要对我们所生活和工作的社会,对整个世界负责"等都体现了社会价值、客户价值高于利润目标。这些企业精神就是医药企业文化的灵魂。药德思想主要包含以下五个方面。

1.大健康理念

这里的"健康",是一个广义的概念,只有形成一个大的健康系统,人类的身心健康才能够得到保证。因此,医药企业所追求的"健康"既包含了服务对象的健康,也包含了医药企业员工自身的健康,还包含了所有其他人以及社会与自然环境的健康。如强生的使命是"推动世界的健康事业前进,并带给所有消费者最为安全、有效的医药产品,通过先进的科学技术不断创新与突破,成为所有消费者的健康第一选择";辉瑞不变的经营理念则是"健康世界,辉瑞使命";诺华公司的宗旨是"致力于不断研究、开发和推广创新产品,以帮助人类治愈疾病、减轻病痛和提高生活质量"。

2.大爱理念

正是出于对人类身心健康的责任,优秀的医药企业也大都体现了"人性和博爱"的追求。雅培公司对核心价值观中"关爱"一词的阐释是:关爱,改善人们的生活。"关爱"是帮助人们拥有健康生活的核心所在,是尊重公司每位客户的生命,并将这种尊重融入行动与责任。"关爱"意味着对整个社会的关注、爱护和投入,意味着企业要始终保持着对社会公益的关注和高度的社会责任意识,为推动全社会的健康与和谐发展不懈努力。华润三九医药股份有限公司搭建阳光公益平台,广州白云山中一药业"嘘寒问暖,始终如一"的关怀,广州敬修堂"敬业修明,广施妙药,普济众生"的理念等都体现了企业文化中大爱的理念。

3.人本理念

以人为本不仅体现在医药企业对人身心健康的关爱上,更体现在个性化和差异化的服务上。罗氏通过个体化医疗为每一位患者提供最具针对性的治疗方案,辉瑞倡导"主人翁文化",这些理念使公司员工更好地发挥主观能动性,为患者和产品消费对象提供量身打造的更为精准的服务。个性化服务的理念也给国内医药企业未来研发和服务提供了努力的方向,如国内中医药研发生产企业应坚持挖掘中医药学宝库,走百年传统中医药特色与现代科技相结合之路,积极开发具有自主知识产权的中医药新药,制定个性化治疗方案,为接受中医药治疗的患者提供精准服务。

4.责任与承诺

药是用来治病救人的,在追求崇高理想与现实利益的过程中总会产生诸多矛盾,这对医药企业来说无疑是一个相当艰难的考验。面对激烈的市场竞争,同仁堂人一直恪守古训,在制药过程中严格依照配方,选用道地药材,从不偷工减料、以次充好,在生产现场以"质量即生命,责任重泰山。一百道工序,一百个放心""修合无人见,存心有天知"等标语时刻警示员工,严守"下真料、行真功、讲真情"的"三真"信条,确保了同仁堂金字招牌的长盛不衰。老百姓大药房"常存感恩之心,永行善待之举"的企业责任,修正药业"做良心药,做放心药"的承诺,百时美施贵宝"保证生产和销售的每一件产品都是最安全、最有效和最优质"的企业文化等都体现了崇高的药德操守。

5.开拓与创新

开拓与创新几乎是所有企业生存发展的核心思想,体现在医药企业中更多的是致力于研发创新型产品,攻克人类疑难杂症,帮助人类应对健康方面的重大挑战。开拓与创新是在对医药知识掌握足够充分,相关技能足够熟练完善的基础上进行的尝试,是工匠精神的极致体现。修正药业秉持"修德正心,开创无限"的理念,在研发制药过程中体现专注、求精、创新的精神,研发更优质、更放心、更管用的药品。拜耳秉持"科技创造美好生活"的理念,始终以科技引领医药保健领域创新发展,致力于提高人们的生活质量。

(二)药德与医药企业文化相互渗透

药德与医药企业文化具有定义同一性的特点,两者同属社会意识方面的内容。从马克思主义理论的角度看,它们分别是对各自范围内物质性客观存在的反映。其中,药德是对以各类医药职业活动为基础的物质性客观存在的能动反映,医药企业文化是对以医药企业经营活动为基础的物质性客观存在的能动反映。无论是药德,还是医药企业文化,都属于社会意识,药德的核心与医药企业文化的核心都是价值观,它们在哲学层面上是高度统一的,因而具有同一性。

药德具有行业性、人本性、严肃性、平等性、传承性等特点。医药企业文化具有独特性、人本性、社会性、传承性、系统性、稳定性、时代性等特点。其中,药德的行业性对应于医药企业文化是特殊行业文化的性质,两者分别是各自研究内容的实践范围,都是其他方面特点的根据和源头,具有唯物主义的特征;药德的人本性、严肃性、平等性与医药企业文化的人本性、系统性、稳定性都是社会意识本身所具有的特点,是药德和医药企业文化作为社会意识而具有相对独立性的表现;药德的传承性以及医药企业文化的传承性都反映了社会意识对社会存在的依赖性。因此,药德和医药企业文化的特点具有同质性,具体地反映了辩证唯物主义的基本规律。

药德的基本结构可概括为精神导向层面和行为约束层面两个方面,医药企业文化结构可以概括为内在意识形态和外在物质形态两个方面。从马克思主义理论的角度看,无论是药德行为约束层面还是医药企业文化的外在物质形态方面,都是对各自研究范围内的物质性客观存在的直接反映。药德的精神导向层面和医药企业文化的内在意识形态方面,都是对各自研究范围内的物质性客观存在的间接反映。因此,我们可以说,药德和医药企业文化的两层结构均辩证地说明了两者在结构上具有明显的同构性。

由此可见,药德与医药企业文化在定义上具有同一性,特点上具有同质性,结构上具有同构性。药德是医药企业文化建设不可或缺的主题,而当代医药企业文化又为药德的培育提供了肥田沃土,两者之间相互渗透。

(三)药德与医药企业文化相互融合

药德与医药企业文化的目标有共通之处。药德强调人们通过医药职业实践,确立正确的医药道德观念,倡导敬业、诚信和精益求精;医药企业文化表明,员工与企业是荣辱与共的利益共同体,倡导博识、精研、创新,注重诚信经营,实现员工与企业的共同发展。药德强调厚德、至善、大爱和济世,追求所有人的健康和福祉,发挥道德影响力,旨在培养公正利他、忠于职守的社会责任感;医药企业文化表明,大众苍生乃企业的生命之源,要把追求经济效益和社会效益相统一,切实履行社会责任。因此,两者具备相互融合的基础。

药德与医药企业文化相互融合的过程,就是把药德建设纳入医药企业文化建设的过程。在这个过程中,药德不再仅是一个道德概念,而是全面认识人、关注人、满足人的多种需求的医药企业文化的一部分;同时,药德作为一个要素,与医药企业的价值取向、宗旨理念等文化要素共同铸造企业精神,能使药德与其他企业文化要素共同发挥导向、凝聚、激励和约束作用,最大限度地调动各种积极因素。

二、药德培育与医药企业文化建设相辅相成

(一)药德培育是医药企业文化建设的基石

一个组织或个人的行为是否合乎伦理道德,通常受多种因素的影响。最主要的因素包括组织或个人伦理道德的发展阶段、个人特征、组织结构设计、组织文化等。这些因素对组织或个人的行为是否合乎道德规范具有决定性作用。个体道德感的强弱并不是一成不变的,它在很大程度上是由个体所在组织的环境决定的。道德感弱的人,如果在组织中受到规则、制度或加于行为之上的强力文化准则的约束,那么他们产生不道德行为的可能性就会变小,久而久之,便会形成一种道德认同感,从而改善自身原本的伦理道德观。相反,原本非常有道德感的人,也可能在一段时间后被组织的结构和组织中允许或鼓励不道德行为的文化所腐蚀,而削弱其自身原有的道德感。所以,在组织内部加强伦理道德建设是非常重要的。

药德培育就是在医药企业中加强伦理道德建设,即进行医药企业文化核心建设。医药企业文化建设的目的是塑造一种氛围,促进企业的技术创新、制度创新、管理创新,保证产品质量,更好地履行社会责任。医药企业创新的实质就是文化的创新,其意义在于不断提高企业的生产技术水平,而技术水平的提高必须依赖从事相关职业的技术人员的积极性的发挥,这正是药德建设的出发点和归宿。很难想象,一个医药企业的多数员工在没有爱岗敬业的精神状态和药德约束下,能形成生机勃勃的企业文化;一个没有先进企业文化的医药企业能够不断地实现技术创新和履行社会责任!因此,药德培育是医药企业文化建设的基石,对于医药企业实现创新和发展具有重要意义。

(二)药德培育依赖于医药企业文化的辐射功能

企业文化的辐射功能,或称传播功能,这是任何有生命力的文化都具有的功能。医药企业也是在自身文化的辐射过程中完成了与外界的有效沟通,树立了良好的企业形象,落实了企业使命。

药德的培育依赖于医药企业文化的辐射功能。医药企业文化不仅在企业内部发挥作用,对本企业员工和环境产生影响,而且会通过宣传、交流、合作、产品输出等各种渠道对企业外部产生影响。医药企业文化的传播对树

立企业形象很有帮助,优秀的医药企业文化对其他企业乃至社会道德的发展都有很大的影响。具体地讲,药德的培育依赖于医药企业文化的辐射功能,主要体现在以下几个方面。

第一,产品辐射。通过药品、医用产品等有形载体向社会展示满足社会需求、履行义务、担负责任的功能,充分体现药德。

第二,管理辐射。管理辐射是一种"软件辐射",它能够把医药企业中的药德同先进的企业精神、企业价值观一起向社会扩散,形成社会对药德的广泛认同。

第三,人员辐射。通过医药企业员工的思想行为、言语风貌、从业素质和技能等因素形成社会对医药企业员工的道德和素养的认可,进而强化对药德的认可。

第四,观念辐射。在医药企业中形成的创新、大爱、健康和责任等药德观念向社会传播和扩散,进而引起社会道德的大提升,促进社会的发展和变迁。

第五,媒体辐射。医药企业文化和药德通过各种媒体宣传实现辐射扩散。

（三）药德培育有助于医药企业文化建设目标的实现

医药企业文化建设的目标是打造精神文化、物质文化和行为文化。药德是职业道德在医药企业活动中的具体体现,规范了企业员工之间以及员工与社会之间的行为关系,是员工在本职岗位上必须遵循的道德要求。因此,药德是医药企业文化的衡量尺度,是医药企业精神的表现形式,是医药企业氛围的组成要素。药德从伦理上调整医药企业与社会、企业与员工、员工与员工之间的关系。它通过评价、教育、指导、示范、激励、沟通等方式对上述关系起调节作用,直接有助于企业价值观、企业精神、企业作风等文化建设理念层面的目标实现。

在医药企业形象和行为文化确立中,药德也发挥着决定性作用。一方面,它引导医药企业遵守市场竞争规则,提供优质产品与服务,是衡量医药企业外部形象的重要尺度;另一方面,它引导医药企业全部员工以主人翁的姿态从事本职工作,形成人人注重企业成长与发展、个个珍视企业信誉的良好氛围,是医药企业内部形象的重要衡量尺度。医药企业文化也是通过药德培育来充分调动和发挥人的积极性、智慧和创造力,形成优秀的行为文化。可以说,在医药企业文化建设中,药德培育至关重要。员工的药德恰恰是医药企业形象的决定力量,在全体员工中开展药德培育,使他们树立正确的价值观既是医药企业文化建设的重中之重,也是在公众心目中建立良好、可信赖医药企业形象的前提和基础,有助于医药企业文化建设目标的实现。

第四章　药德的核心精神

药德核心精神是药德的本质，是在医药行业实践过程中最能体现药德内涵和素养的精神特质。它充分体现了医药行业的职业道德要求，对培养和造就高素质医药人才具有重要意义，是推动医药行业持续健康发展的关键因素。本书将药德的核心精神归纳为厚德博识、敬畏生命、良心制药、精益求精、诚实守信、廉洁守道、仁爱济世七大精神，通过经典释义、精神解读、案例分析，使医药行业从业者感受中华民族博大精深的医药文化，主动践行药德核心精神，不断提升药德素养。

第一节　厚德博识

厚德博识是指医药行业从业者既要重视道德建设，思想高尚，同时还要好学博学、兼容并包。国无德不兴，人无德不立。党的十八大以来，习近平总书记高度重视立德树人在教育中的重要地位和作用。与其他行业相比，医药行业作为多学科交叉、知识密集型、技术密集型的高新技术行业，对从业者的药德和知识储备具有更高的要求，因此，医药行业从业者必须厚德博识，才能够更好地为人民的健康服务。

经典语录

"坤厚载物，德合无疆。"

——《周易》

"孔子云：生而知之者上，学则亚之，多闻博识，知之次也。余宿尚方术，请事斯语。"

——张仲景《伤寒杂病论》

一、经典释义

(一)厚德

"坤厚载物,德合无疆。"语出《周易》,其意为人的德行应该像大地一样淳厚,胸怀应该像大地一样博大宽广,能够容纳和蓄养万物,能与自然和谐相处,对待同胞宽厚仁爱,体现的是天地之间的大德。

该论述主张人应该厚德,应注重自身的道德修养。所谓"厚德"即指要有深厚的德行,做到明大德、守公德、严私德。

【知识链接】

《周易》是我国传统经典著作之一,是古代人民思想、智慧的结晶。它对中华医道及医药伦理思想的发展有着深远影响,同时对于药德核心精神建设也具有重要的启迪和借鉴意义。如《周易》中强调君子应从先代圣者贤人的德行和作为中,学习修养品德的重要性和方法,不断完善和提升自我,将所学所悟所获转化为自身内在的谦虚谨慎和坚毅进取的精神,从而达到天人合一的境界。明朝张景岳也以"易"释医,明确提出"医易同源""医易相同""不知易,不足以言医"的论断。

(二)博识

"孔子云:生而知之者上,学则亚之,多闻博识,知之次也。余宿尚方术,请事斯语。"语出《伤寒杂病论》,意思是说孔子说过生下来就知道事理的人是上等人,通过学习而懂得事理的人是第二等的,多方面聆听求教,广泛记取事理的人又次一等,我一直以来就崇尚医术,请允许我奉行"学而知之"和"多闻博识"这样的话吧。

张仲景一直以来就提倡医药人应该博学多识、谦虚谨慎、持之以恒,除了要坚持自我学习,还要向同行专家学习,向经验丰富的人学习,学习他人的长处,融合百家之中好的方法,来成就自身之学。他还主张笃实勤学,博览群书,集前人之大成,揽四代之精华。他引用孔子的话,来说明自己并非天赋之人,是靠坚持不懈的勤奋和刻苦学习获得知识。

【知识链接】

《伤寒杂病论》开创了中国传统医学的辨证论治体系,被后世之人称作医学发展史上第一部"理、法、方、药"都较为完善的经典医学典籍。其中《伤寒杂病论·张机序》是一篇具有很高价值的医学伦理文献,对医学宗旨、医学道德、医药发展等都做了精辟论述,集中体现了当时的医学伦理思想。自序中的不少关于医学伦理道德的论述,一直为历代名家所称颂。

【经典赏析】

《伤寒杂病论·张机序》节选

余宗族素多,向余二百,建安纪元以来,犹未十稔,其死亡者,三分有二,伤寒十居其七。感往昔之沦丧,伤横夭之莫救,乃勤求古训,博采众方,撰用《素问》《九卷》《八十一难》《阴阳大论》《胎胪药录》,并平脉辨证,为《伤寒杂病论》合十六卷,虽未能尽愈诸病,庶可以见病知源,若能寻余所集,思过半矣。夫天布五行,以运万类,人禀五常,以有五脏,经络府俞,阴阳会通,玄冥幽微,变化难极,自非才高识妙,岂能探其理致哉!

译 文

与我同宗的人是很多的,原来有二百多口人。从建安元年(196年)至今,虽然还没有十年,但是家族中就有三分之二的人死去了,其中十分之七的死因是伤寒病。先前家族已没落衰亡,我唏嘘不已,也为意外早死的人得不到救治而感伤。因此,我努力地去探究古代医家的著作,大范围地收集多种治病药方,参考《素问》《九卷》《八十一难》《阴阳大论》《胎胪药录》,再结合自身的诊脉经验,编写出《伤寒杂病论》,共十六卷。虽然这本书中的知识不能治愈所有的疾病,但是根据这本书里的内容应该可以看到病症就知道病源。如果能钻研学习我撰写的这部书,对于治病的要领就可以基本上掌握了。上天有五行之气,运转万物。人体有五行之常气,才有五脏的生理功能。经、络、府、俞,阴阳交会贯通,它的道理玄妙、隐晦、幽深、奥秘,其中的变化真是难以穷尽,假如不是才学高超,见识精妙的人,怎么能探求出其中的道理和意趣!

二、精神解读

厚德博识是药德养成的前提和基础。医药行业从业者肩负着保障人民生命安全健康的重任，且医药行业涉及多个高新学科，知识更新快，技术发展周期短，因此对从业者在道德和学识方面提出了更高的要求，必须具备厚德博识的药德核心精神。

(一)厚德

厚德的"厚"的直接语义是"深、重、多"，延伸理解为推崇、重视，包含不断提升的过程。厚德一方面指的是广厚之德，另一方面蕴含着不断加强道德修养，成就高尚人格的含义。医药行业的厚德包含三层含义：一是重视药德，将药德与医药人的内在价值联系起来，将药德建设放在重要的位置上，持续不断地关注、加强药德建设；二是崇尚药德，把药德认定为医药人的行为规范并付诸实践，提升药德境界、追求药德情操；三是弘扬药德，在践行药德的基础上宣扬药德、发展药德，从而形成优良的社会药德氛围。

在医药行业，厚德要求做到以下三个方面。

1. 克己

厚德首先要做到克己。克己反映的是医药行业内在的道德需要，是从业者对自身职业特殊性的认识。克己要求从业者领悟医药行业的崇高使命和社会影响力，不断加强自律性和自身道德修养，塑造"止于至善"的优秀品质。克己体现了从业者对医药行业和工作岗位的热爱，也体现了从业者对职业道德操守的严格遵循。

周恩来总理具有很多优秀品质，克己就是其中之一。在工作中，周总理始终践行克己奉公，严于律己。有一次周总理到上海出差，听说有一些领导同志带着家人到地方时，食宿的费用都是由地方开支，他很生气。回到北京后，在全国第三次接待会议上，周总理向各省市代表提出规定："今后无论哪个领导到省里去，吃住行等所有开支，都由本人承担。这要形成一种制度。"在这一方面，周总理率先垂范，对自己的要求更加严格，绝对不占公家一丝一毫。

"中国肝胆外科之父"吴孟超院士，行医70余年，始终保持自律与克己，一直保持着一致的工作规律。97岁时，只要身体允许他仍坚守在临床一线,经常每周亲自上两三台手术,按时查房、开会。吴孟超看病时,从来不开什么大处方,也从没有收过患者的红包。在做手术时,他用的麻醉药和消炎药都是最普通的,并且要求大家不要用贵的抗生素,做检查时也尽量为患者省钱。在他的办公桌的玻璃板底下,压着一张便笺纸,写着"严以修身,严以用材,严以律己"。这是吴孟超自己总结的,每天上班时都要看一遍,不断提醒自己。

周恩来总理、吴孟超院士一生始终保持克己和自律,是我们学习的榜样。作为医药行业从业者,只有做到克己,才能抵御外界各种诱惑,才能主动磨炼意志,严格约束自我,始终心系人民群众,维护好人民群众的利益。

2. 利人

利人是体现在人与人关系中的德行,是厚德的重要体现。利人要求医药行业从业者抛弃利己主义,将人民群众的生命安全放在首要地位,在做任何事情和决定时,都能为他人着想,切实考虑人民群众的切身利益,牢记全心全意为人民服务的初心和宗旨。

亨利·诺尔曼·白求恩(Henry Norman Bethune,1890—1939 年)就是这样一位一心一意为患者服务的大爱医生。在抗日战争期间,为了帮助中国人民,白求恩只身来到中国。1939 年 10 月,在手术中,白求恩的手指不小心被刺破。三天后,在为一位重伤员做手术时,白求恩的伤口受到感染而迅速恶化,濒临死亡。尽管已经到了生命的尽头,白求恩依然坚守工作岗位到最后一刻,不幸逝世。在延安的毛泽东听到噩耗后,十分悲痛。他写下了著名的《纪念白求恩同志》一文。文章里这样写道:"一个人能力有大小,但只要有这点精神,就是一个高尚的人,一个纯粹的人,一个有道德的人,一个脱离了低级趣味的人,一个有益于人民的人。"白求恩毫不利己,专门利人,他的名字会永远铭刻在所有中国人民的心中。

白求恩大夫一生从未想过自己能获得什么,而是一切都从患者的利益出发,想患者之所想,急患者之所急,体现了医药人一心利人的高尚品德。医药行业从业者,就应该做一个有益于人民的人,立志为党和人民的健康事业而奋斗。

3. 奉公

奉公是奉行忠诚履职、一心为公的职业精神。奉公要求医药从业者具有为医药事业奉献的忘我精神,秉承做事公平公正,不以权谋私,不假公济私,在利益面前能做到重公轻私,局部利益服从整体利益,个人利益服从集体利益。

2020年初,新冠肺炎疫情在中国恣意肆虐,突如其来的疫情虽然打乱了人们的生活节奏,但是没有打乱医药人一心为公的决心和勇气。在疫情最严重的时候,我们的医护人员不顾个人安危,义无反顾地冲向了第一线,成了最美的"逆行者",为新冠肺炎患者带来生的希望。这些"逆行者"本应该与家人团聚共度春节,但是他们放弃了与家人在一起的机会,冒着生命危险,支援武汉,和新冠肺炎病毒做斗争。医护人员冒着被感染的风险,义无反顾地救治病人,不少医护人员甚至献出了自己的生命。这些白衣天使秉承高尚的职业操守,忠诚履行职责,体现了医药人公而忘私,先人后己,无私奉献的奉公品质。

(二)博识

博识是一种治学精神,是一种人生追求。其含义,一是指要不断地、广泛地、深入地学习;二是指见多识广、学识渊博。博学作为一种为学之道,在医药行业,具体表现在强烈的求知欲望、兼容的学习态度、终身的学习理念三个方面。

1.强烈的求知欲望

强烈的求知欲望要求医药人要随时关注行业动态,保持一颗好奇心和勇于探索的精神。医药行业的发展日新月异,技术升级和更替的周期不断被缩短,新产品新检测治疗手段层出不穷。医药行业从业者对行业内不断涌现的新知识和新技术要能勤钻好学,富有学习热情,不断汲取新的知识和技能。只有这样才能跟上发展的脚步,完善和提升自我。

青霉素的发现者——英国细菌学家亚历山大·弗莱明(Alexander Fleming,1881—1955年),就是这样一位求知欲非常强烈的科学家。1928年的一天,弗莱明在一间简陋的实验室里研究导致人体发热的葡萄球菌。他发现由于盖子没有盖好,培养细菌的琼脂上生长了很多青霉菌的菌落。这些细菌是从楼上一位研究青霉菌学者的窗口飘落进来的。令他感到惊讶的是,在生长青霉菌的琼脂上,葡萄球菌无法生长。这个偶然的发现深深吸引了弗莱明,引起了他的好奇心,激发了他的求知欲。为了弄清楚这种现象的原理,他设法培养这种霉菌并进行多次实验,最终得出青霉菌的某种分泌物可以在几小时内将葡萄球菌全部杀死。最终,弗莱明发明了葡萄球菌的克星青霉素。

弗莱明的好奇心和求知欲让他发现了青霉素。在当今这个科学技术高度发展的信息时代,医药行业还有很多没有攻克的难题亟待医药人的探索和解决。强烈的求知欲和好奇心,是不断探索的动力和不断超越自我的勇气,也是开拓医药道路的探路石。

2. 兼容的学习态度

兼容的学习态度是医药行业从业者学贯中西、兼容并包、文理兼修、百科俱收和善于学习的具体体现。医药行业是多个学科交叉融合的应用领域,随着医药技术的不断发展,涉及的学科和知识正在不断地扩大和延伸,要求医药行业从业者要有兼容的学习态度,能海纳百川,广泛地学习,与其他领域的人互相学习、取长补短、相互融合。只有善于学习,从业者才能更快地适应新时代医药行业的工作要求,才能真正为实现人民对美好生活的向往做贡献。

王玉润教授是上海著名的中医儿科专家之一,他思想开放,兼容并包,学贯中西。在治疗疾病时,王玉润倡导"识病治本"的学术观点,为了确诊疾病、探求病源,他积极使用多种先进医疗手段;为了根治疾病,他大胆采用中西医结合的手段和药物。他认为只有中西医结合,取长补短,充分运用人类的最新发现和最新科技成果,才能切实提高诊治效果,为患者带来实际的利益。王玉润兼容包并的学习态度告诉我们,要想在医药领域获得长足发展,唯有摒弃门户之见,博采众长,向书本学习、向同行学习、向先进经验和高技术学习,兼百家之所长,容万世之技能,才能获得突破和成功。

3. 终身的学习理念

树立终身的学习理念,是医药行业从业者与时俱进,不断超越的前提。医药行业的迅速发展要求从业者必须树立终身的学习理念,钻研新技术,探索新领域;要不断完善自身的知识储备,形成全面系统的知识体系;还需要紧跟时代发展的脚步,不断精进个人医药技能,完善自身。

自古以来,中国就有一句谚语"活到老,学到老",生命不止,学习不息。这句话与终身学习理念不谋而合。毛泽东同志经常会把"活到老,学到老"

挂在嘴边,这也是他一生读书学习的真实写照。他常常说:"饭可以少吃,觉可以少睡,书不可以不读。读书治学,一是要珍惜时光,二是要勤奋刻苦,除此以外,没有什么窍门和捷径。"他身边的工作人员回忆,毛泽东读书就像工作一样,常常通宵达旦。每次外出,毛泽东也总要带些书,或者向当地借些书来读。毛泽东同志终身学习的精神值得医药行业从业者学习。只有始终关注和学习吸收最新的医药知识和科学技术,及时把握医药行业发展的最新动态,才能跟得上医药科学前进的步伐,在医药领域有所成就。

自古以来,厚德博识一直备受历代医药名家推崇。厚德博识是药德核心精神的基础,医药行业从业者只有具备厚德博识,才能开启为医药事业奋斗的蓝图。

三、案例分析

由于医药行业的特殊性,所以从业者必须博学多识,具备较高的药德素养。古今中外的医药人,但凡在工作上做出成就的名医专家,如潜心著述的李时珍、博采众长的葛洪、一生只做一件事的顾方舟等,都具备厚德博识的药德核心精神。

(一)李时珍潜心著述

1.案例简介

李时珍(1518—1593 年),湖北蕲春县人,字东璧,晚年自号濒湖山人,是明朝著名的医药学家。他编纂的《本草纲目》不仅是一部药物学著作,还是一部具有世界性影响力的博物学著作。英国著名生物学家达尔文也曾受益于《本草纲目》,称它为"中国古代百科全书"。

李时珍在数十年行医和阅读古典医籍的过程中,发现古代本草书中存在着不少错误,因而下定决心重新编纂一部本草书籍。他编纂《本草纲目》始于嘉靖三十一年(1552 年),以《证类本草》为范本,同时还参考了其他 800多部书籍。过去的本草书籍,由于作者们都是在书本之间抄来抄去,并没有真正地去实地调查验证,因此,书本中对于草药的解释都是越解释越糊涂,往往矛盾百出,让人无法确定是否正确。在编写书本过程中,李时珍感到最头痛的就是药物名字混乱不堪,无法弄清楚药物的形状和生长的情况。

在他父亲的启示下,李时珍意识到,"读万卷书"固然很重要,但"行万里路"更不可少。因此,他一方面查遍所有的本草书籍,同时又外出游历四方,深入本草所在地去调查研究。经过 27 年的努力,在万历六年(1578 年),李时珍完成了《本草纲目》初稿,又经过 10 年三次修改,最终完成了《本草纲目》的编写。李时珍所编纂的《本草纲目》,不仅是中华民族的医学财富,也是世界医学的宝贵财富。

2.案例解读

李时珍不断系统学习医药知识,并在实践中得到锻炼,凭借强烈的求知欲望、兼容的学习态度,终身的学习理念,经过毕生的努力,三易其稿,最终完成世界级本草巨著《本草纲目》,成为令世人敬佩的本草学家和世界名人。李时珍潜心著述的故事世代相传,历代人民群众尊崇他、传颂他。"读万卷书,行万里路"使李时珍积累了深厚的医药学知识和实践技能,同时在实践中,他形成了高尚的药德情操,能够克服千难万险,矢志不渝,耗尽了毕生精力,才最终将光耀千秋的伟大著作呈现在世人面前,这是智慧和毅力结合的升华。

(二)葛洪博采众长

1.案例简介

葛洪,字稚川,自号抱朴子,晋丹阳郡(今江苏句容)人,是中国东晋时期有名的医生。

葛洪一心向学,无论处境多么艰辛,也始终坚持学习。他年幼时,因父亲病逝,家道中落,家里收藏的典籍也因数次失火都被焚毁。为了能够读书,他卖木柴买纸,到别人家抄书,并借火光读书。他所用过的纸都是写过很多遍的,以致这次书写的文字将上次的覆盖,再接着又写上最近看的书的笔记,所以很少有人能够读懂他写下来的东西。葛洪治学博采众长,在学术研究上"考古今医学之说","于学无所不贯"。葛洪博览群书并注重分析与研究,在行医实践中,总结治疗心得并搜集民间医疗经验,以此为基础,完成了百卷著作《玉函方》。由于卷帙浩繁,难于携带检索,他将其中有关临床常见疾病、急病及其治疗等摘要简编而成《肘后备急方》3 卷,使医者便于携带,以应临床急救检索之需,故此书堪称中医史上第一部临床急救手册。

葛洪反对"贵古轻今"的保守思想,批判"其于古人所作为神,今世所作为贱,贵远贱今"的错误观点。他认为"古书虽多,未必尽善,要当以为学者之山渊,使属笔者得乎伐猎其中","诸后作而胜于前事",并在实际的行医中,坚持贯彻重视实验的思想。正是因为葛洪的这种可贵的批判接受精神,所以他在学术上才能够不囿于古人,有所创新。

葛洪还具备高尚的医药道德,他始终怀有一颗悲天悯人、济世救人的心,当乡亲们患病时他都细心诊治,遇到贫苦的病人,经常分文不取,周边的百姓们都很敬佩他。

2.案例解读

葛洪 13 岁丧父后,家道中落,但他始终没有放弃学习,用砍柴获得的钱,换回纸笔,抄书学习常常到深夜。葛洪虽贫穷却不失志向,他一心向学的精神值得我们学习;他专注研究古代医药典籍,并不断付诸实践、不断创新的态度值得我们敬佩;他悲天悯人,广济贫困百姓的高尚品德值得我们称赞。

(三)一生只做一件事——顾方舟

1.案例简介

顾方舟,被孩子们亲切地称为"糖丸爷爷",是研究脊髓灰质炎的预防及控制的专家。他一生治学严谨,对卫生防疫事业有高度的责任感。为我国消灭"脊骨遂灰质炎"的伟大工程做出了重要贡献,但顾方舟始终心怀若谷,说:"我一生只做了一件事,就是做了一颗小小的糖丸。"在新中国成立 70周年之际,顾方舟被授予"人民科学家"的国家荣誉称号。

1955 年,全国多地暴发"脊髓灰质炎"疫情,顾方舟与脊髓灰质炎研究工作结缘。1957 年,顾方舟临危受命开始进行脊髓灰质炎研究工作。他日夜奋战,经过大量动物实验,疫苗被研制出来,冒着瘫痪的风险,顾方舟自己喝下了一小瓶疫苗溶液,一周过后安然无恙。但是这个药是给孩子吃的,必须要进行小儿人体试验,试验者去哪里找呢?他毅然做出了一个决定,瞒着妻子让自己刚满月的儿子参加临床试验,很多研究员被顾方舟感动,纷纷决定让自己的孩子参与试验。

1957 年,顾方舟在我国首次分离出"脊骨遂灰质炎"病毒之后,又成功研制了"液体""糖丸"两种活疫苗,使数十万儿童免于致残。此外,他还提出了采用活疫苗技术消灭"脊骨遂灰质炎"的建议,以及适合我国地域条件的免疫方案和免疫策略。

1960 年 12 月,第一批疫苗生产成功。500 万人份的疫苗在全国 11 个城市推广使用。在疫苗取得巨大的成功之后,顾方舟并没有松懈,因为初代疫苗需要冷藏,运输起来并不方便,在偏远地区也很难普及,而且喝起来口感很不好,一些孩子会偷偷吐掉。顾方舟想来想去决定将疫苗改良成很甜的糖丸,既方便运输保存,又能哄小娃娃乖乖吃下去,虽然听起来只是从液体到固体,但这花了顾方舟整整三年的时间。

1964 年,疫苗糖丸终于成功问世,由于方便保存,一年之后,广大的农村地区,终于开始普及脊髓灰质炎疫苗,不再需要羡慕城里人。1978 年,为了消灭脊髓灰质炎,国家决定以疫苗糖丸的形式在全国范围内强制接种。"70 后""80 后""90 后"这几代人都是这么过来的,顾方舟和他的同事们所做的努力,拯救了成千上万的中国孩子。

2.案例解读

"糖丸爷爷"顾方舟终身从事脊髓灰质炎的研究,专注脊髓灰质炎疫苗的研制和改良,用一颗颗甜蜜的糖丸治愈了孩子们的梦魇。他一生治学严谨、学识渊博,德行高尚,艰苦奋斗,致力于消灭小儿麻痹症的事业。他服务人民的情怀、厚德博识的精神值得医药行业从业者学习和继承。

厚德博识是医药行业从业者对自我职业定位的认知,是对专业知识积累、专业技能提升的追求,是对高尚品行、良好职业道德操守的追求。不管是被历代尊崇、传颂的李时珍,博采众长的葛洪,还是因为研发脊髓灰质炎疫苗拯救了数千万孩子的"糖丸爷爷"顾方舟,他们都有着高尚的药德,博学的知识,继而才能完成这些壮举,留下千古传颂的故事。作为医药行业从业者,在分析这些案例,充分解读厚德博识的前提下,结合实践,将厚德博识精神领悟透彻并最终内化。

第二节　敬畏生命

人的生命是无价的,生命凌驾于万物之上。2020 年初,习近平总书记在统筹推进新冠肺炎疫情防控和经济社会发展工作部署会议上强调,新冠肺炎疫情发生后,党中央高度重视,迅速作出部署,全面加强对疫情防控的集中统一领导,要求各级党委和政府及有关部门把人民群众生命安全和身体健康放在第一位,采取切实有效措施,坚决遏制疫情蔓延势头。[①] 这充分体现了党和国家对人民群众生命和健康高度负责的情怀与担当。全国人民上下一心、齐心抗疫的经历,也让人民群众增强了敬畏生命的意识,深刻认识生命重于泰山。医药行业从业者从事的是救死扶伤、守护生命的职业,更应该具备生命至上的认知,要具有敬畏生命的精神。

经典语录

"天覆地载,万物悉备,莫贵于人。"

——《黄帝内经》

"人命至重,有贵千金,一方济之,德逾于此。"

——孙思邈《备急千金要方·序》

一、经典释义

"天覆地载,万物悉备,莫贵于人。"出自《黄帝内经》,意思是说上天能覆盖到的,地上所承载的万事万物,但是再贵重又如何,都没有人的性命重要。

"人命至重,有贵千金,一方济之,德逾于此。"语出《备急千金要方·序》,是指生命的价值是最贵重的,比千两黄金还要重要。如果一个药方就能救人于危难,价值是胜过千金的。

"天覆地载,万物悉备,莫贵于人"和"人命至重,有贵千金"这两句中都蕴含着我国传统医药伦理思想中"敬畏生命"的思想,是对人生命的敬畏和尊重。

【知识链接】

自古医药不分家,《黄帝内经》是在西周之后,秦汉之前,经过许多医学家共同努力创作出来的,是我国现存成书最早的一部医学典籍。《黄帝内经》的内容包括《素问》《灵枢》两部,它以朴素的唯物主义观点和辩证思想,阐述人与自然以及生理、解剖、病理、诊断和养生、防病、治病方面的原则问题。《黄帝内经》总结了我国西汉以前的医学道德思想和实践经验,首开医学道德研究之先河。它植根于中国传统文化沃土,以传统伦理道德规范医

---

① 习近平出席统筹推进新冠肺炎疫情防控和经济社会发展工作部署会议并发表重要讲话 [EB/OL]. (2020-02-23)[2021-09-01]. http://www.gov.cn/xinwen/2020-02/23/content_5482453.htm.

药行业从业者人格和医德修养,标志着我国古代传统医学伦理道德思想的初步形成。它所包含的丰富的医学道德思想,为后人留下了宝贵的精神财富,直至今日,其思想对整个医药行业职业道德的发展都有深远的影响。

《备急千金要方》又称《千金要方》,是中国古代中医药学经典著作之一。著者孙思邈是中国历史上最伟大的医药学家之一,后世尊之为"药王"。孙思邈认为生命的价值是最贵重的,比千两黄金还重要。如果一个药方就能救人于危难,价值是胜过千金的,因此用《备急千金要方》作为书名。他继承了中华医药道德之精华,孜孜以求其最高境界。"大医精诚论"是我国古代医学伦理思想形成的重要标志,他不仅是我国古代医学伦理学的重要开拓者,而且是中医人文精神的倡导者和践行者。在中国伦理学史上,孙思邈的道德思想形成了一种完整的医学道德思想,具有划时代的意义。它不仅体现了中华民族的传统美德,而且对后世医药行业药德的发展具有深刻的指导意义,为医药行业从业者所推崇。

【经典赏析】

《黄帝内经·素问》节选

黄帝问曰:天覆地载,万物悉备,莫贵于人。人以天地之气生,四时之法成,君王众庶,尽欲全形,形之疾病,莫知其情,留淫日深,著于骨髓,心私虑之。余欲针除其疾病,为之奈何?

岐伯曰:夫盐之味咸者,其气令器津泄;弦绝者,其音嘶败;木敷者,其叶发;病深者,其声哕。人有此三者,是为坏府,毒药无治,短针无取,此皆绝皮伤肉,血气争黑。

译　文

黄帝问道:上天能覆盖到的,地上所承载的万事万物,但是再贵重又如何,都没有人的性命重要。人的生存,依赖天地之间的空气和水源的精华,并随着四季生长的规律而生长,上到君主帝王,下至平民百姓,所有人都想身体健康,但往往当身体开始出现问题时,却因病情较轻很难被察觉,因而让病邪滞留在身体里逐渐恶化,日益严重,以致发展到深入骨髓,我为这样的疾病感到忧虑。我要想解除病患的痛苦,应该怎样做才行呢?

岐伯回答说：例如盐的味道是咸的，盐贮藏在器具中，当看到有水渗出来，可以知道盐气外泄了；在琴弦要断的时候，就会发出嘶败的声音；如果树木内部溃烂了，虽然枝叶看起来好像很茂盛，但实际上外盛中空，很容易枯萎；而人在疾病深重的时候，就会产生呃逆。人要是出现这样的现象，说明内脏已有严重损坏，使用药物和针灸都不会有治疗效果，一旦皮肤肌肉受伤败坏，血气枯槁，就很难挽回了。

二、精神解读

敬畏生命是指人们敬畏一切存在的生命形式，特别是对人类生命的尊重、敬仰、关爱与维护。诺贝尔和平奖获得者阿尔贝特·施韦泽（Albert Schweitzer，1875—1965 年）最早对"敬畏生命"进行定义，他认为有思想的人会像敬畏自己的生命意志一样敬畏所有的生命意志，善是珍重生命、保全生命、促进生命、敬畏生命，使可发展的生命实现其最高价值；恶是毁灭生命、伤害生命、压制生命的发展。这是对敬畏生命定义的经典阐述。阿尔贝特·施韦泽对于"敬畏生命"的理解与我国传统文化中对生命的尊重、以人为本精神不谋而合，我国的传统文化中有很多跟"敬畏生命"异曲同工的论述。

每一个体的生命都具有不同于其他生命的特殊性，只有正确理解生命的特殊性，才会具备敬畏和尊重生命的理念。医药行业从业者敬畏生命的精神，具体体现在以下几个方面。

（一）生命至上

生命高于一切。任何时候，都应该把生命放在首位。生命具有神圣性，因为生命是不可替代、不可逆和基础的。医药行业从业者在医药实践过程中必须要做到以人为本，必须树立生命至上理念，尊重、维护患者的身体健康，始终把人的生命安全放在第一位，保证患者的生命权益，更好地服务于社会大众。

郭春园是我国传统正骨四大流派之一"平乐郭氏正骨"的第五代传人之一，被国内同行誉为"中华骨魂"，是广大患者心目中的"神医"。作为一名中国共产党党员，郭春园从医 60 多年来，始终坚守着"生命无价，病人利益高于一切"的原则，看病只看病情，不看背景，对患者不论贵贱贫富"皆如至亲之想"。他用精湛的医术,创下了一个又一个起死回生的奇迹,用博大的爱心赢得了许多患者的信任和赞誉。为了满足更多患者的需求,他总是提前1小时开诊,到晚上八九点钟才结束。一次,一名小伙子因车祸左腿粉碎性骨折,辗转了好几家医院,都建议他截肢。最后,小伙子来到平乐医院,郭春园亲自接诊治疗,先为他敷上祖传的三七散活血消肿,再进行断骨手术复位,终于保住了小伙子的左腿。在他的古稀之年为了治愈更多的患者,又无偿献出13个祖传秘方。作为一名医者,他生动地诠释了对生命的尊重。

2020年,新冠肺炎疫情在全国肆虐蔓延,奋战在抗疫一线的医药行业从业者,尤其是共产党员,他们践行生命至上,全心全意为人民服务的根本宗旨,始终保持同人民群众的血肉联系,确保病例"应收尽收、应治尽治",一个都不放过,切实增强人民群众的安全感。在患者救治、科研攻关、物资保障等方面,他们把宗旨意识转化成为民行动,坚决守护好人民群众的生命安全和身体健康。

生命贵于千金,重于泰山。无论是"中华骨魂"郭春园还是奋斗在抗疫一线的医药行业从业者们,他们始终坚守生命至上的信念,尽最大努力保障人民群众的健康权和生命权。同样,医药行业从业者理应将生命至上作为从业准则,只有真正理解生命的价值,懂得珍惜生命,才能矢志不渝地推进医药事业发展,全心全意心为人民健康谋福祉。

(二)责任担当

责任担当要求医药行业从业者在工作过程中必须具备专业的职业态度和职业精神,全心投入,珍惜他人生命,为患者的生命担当责任,保驾护航。医药行业的特殊性,使从业者工作中的每一个环节和所做的决定都关系着社会公众的生命安全,稍有不慎,就会有惨痛的教训。具备责任担当的精神,是医药人履行岗位职责的基本要求。

在新冠肺炎疫情防控中,无数的医药行业从业者凭借责任担当精神,勇敢逆行,筑起阻击病毒的铜墙铁壁,汇聚阻击疫情的强大合力。疫情面前,没有旁观者。有人放弃与家人团聚、享受天伦之乐的机会,远征疫情最严重的前线,也有人放弃在家休息,投身防疫志愿服务,守护家园。在这场战役中,无论是临危不惧、挺身而出的英雄,还是默默无闻、点滴奉献的身边人,他们都在关键时刻、危难关头,不顾个人安危,冲到了最危险的第一线,坚决遏制了疫情的蔓延势头,用自身的行动深刻诠释了责任和担当,维护了社会稳定,守护了人民的幸福安康。

医药行业从业者作为人民健康和安全的守护者,作为拯救生命、解除病痛的主力军,只有具备了责任、担当的认知和自觉,才能把守卫人民的生命健康作为最崇高的职责,才能推动人类医药事业不断向前发展。

(三)严谨规范

严谨规范是指医药行业从业者在工作过程中要做到严肃认真、谨慎周到、精准无误,杜绝出现粗心大意、搪塞马虎、不懂装懂的情况。在从事医药产品的研制、生产、经营、使用、监管过程中,严格遵守国家制定的法律法规,时刻牢记医药行业的使命和责任,将人民群众的身体健康和生命安全铭记心头,切实做好每一个环节的工作。

我国疫苗研发企业在研制新冠病毒疫苗过程中,始终秉承严谨规范的态度,严格依据科学规律和监管要求,依法合规推进疫苗研发。疫苗研发需要一个比较长的过程,主要分为研发、注册、生产、流通、使用五大阶段。新冠病毒疫苗研发期间,中国疫苗研发企业始终坚持把疫苗的安全性和有效性放在第一位,不急功近利,认真落实疫苗研发的每一个环节和程序,严谨认真开展疫苗上市前全部的临床试验,积极推动疫苗上市、生产、使用等各项工作,切实维护人民群众生命安全和身体健康。

沛嘉医疗是一家专注创新研发,秉承严谨规范研发态度的企业,它一直专注于中国经导管瓣膜治疗及神经介入手术医疗器械市场。截至 2020 年 5 月,公司已拥有 6 款注册产品及 20 款处于不同开发阶段的在研产品,其中还包括介入瓣膜领域的核心产品 TaurusOne®(经条管主动脉瓣系统)。在进行临床试验时,沛嘉医疗采用了领先业内水平的筛选标准,沛嘉的临床方案是唯一得到国家药监局审核通过的。在这更严格的临床标准下,TaurusOne® 初步临床数据显示,125 名受试者中,手术成功率为 97.6%,全因死亡率(所有死因的死亡率)为术后 30 天的 1.6%、术后六个月的 3.2% 及术后 12 个月的 8.0%。这些数据远远低于国家药监局经导管主动脉瓣置换术临床试验相关指导原则的数据和临床方案的主要终点目标值,充分体现了产品的安全性和有效性。秉持严谨规范的研发态度,依靠技术创新,沛嘉医疗领跑国内神经介入手术医疗器械赛道。

生命是无价的,在任何时候人的生命尊严都凌驾于一切事物之上,即使在这个科学技术迅猛发展的时代,生命至上的理念依然不变,敬畏生命的药德核心精神也不容置疑,医药行业从业者都应要坚守这一认知,珍惜关怀自己和他人的生命,勇于责任担当,严谨规范,生命至上,时刻不忘对生命的敬畏之心。

三、案例分析

对于医药行业从业者而言,尊重生命、敬畏生命就是第一位。武汉战"疫"英雄对重症患者的救治工作就真正体现了敬畏生命的精神。震惊中外的"反应停"事件也正是因为弗朗西斯·凯尔西(Frances Kathleen Oldham Kelsey,1914—2015 年)秉承严谨认真的态度,心怀对生命的敬畏,拒绝"反应停"在美国上市,才避免了悲剧发生。

(一)敬畏生命——武汉战"疫"重症患者救治工作纪实

1.案例简介

2020 年 4 月 14 日,武汉雷神山医院最后 4 名重症患者完成转院。15 日,武汉雷神山医院休舱。雷神山医院自建成投入使用以来,累计收治患者 2011 人,其中重症和危重症患者千余人,康复出院 1900 余人。随着雷神山等最后一批重症救治应急医院休舱,表明武汉已转入正常医疗救治阶段,武汉疫情防控阻击战取得了重要阶段性成效。

在疫情防控阻击战的关键阶段,医药行业从业者始终将救治重症患者放在首位,竭尽全力与病毒抗争,武汉新冠肺炎疫情中重症患者转归为治愈的超过 89%。在重症患者救治过程中,无关性别、年龄,只要有一丝希望,就不惜代价、绝不放弃。上至 100 多岁的老人,下至出生仅 30 个小时的婴儿,总体治愈率达 94%。在湖北救治重症、危重症患者中的高龄老人时,医护人员迎难而上、携手攻克难关,成功治愈年龄在 80 岁以上的新冠肺炎患者 3600 余名,其中武汉市 80 岁高龄老人救治成功率近 70%。患者人数从 2 月中旬最高峰时的近 1 万例,到 4 月 14 日的 57 例;在院重症患者从最高峰时近万例,到如今降至两位数,武汉重症病例划出一条令人欣慰的下行曲线,这是中国医药行业从业者在这场抗疫斗争中敬畏生命的生动写照。

2.案例解读

疫情发生后,中共中央政治局常务委员会于 2020 年 1 月 25 日召开会议,专门研究新型冠状病毒感染的肺炎疫情防控工作,习近平总书记主持会议并发表重要讲话,要求各级党委和政府必须把人民群众生命安全和身体健康放在第一位。把生命放在首位,就是要坚持以人为本、生命至上,不计一切后果地抢救一切能挽救的生命,不到最后一刻,绝不放弃。在这场疫情防控阻击战中,我国应治尽治的措施是敬畏生命的真实写照,也是把人民的生命安全看得高于一切的生动体现。

(二)拒绝"反应停"在美国上市的女杰——弗朗西斯·凯尔西

1. 案例简介

在医药史上,"反应停"事件是最常被提及的影响力巨大的药害事件。1953 年,瑞士的汽巴精细化工公司首次合成了一种名为沙利度胺的药物,后来一家叫格兰泰的联邦德国公司对它进行了进一步的研究,发现这种药物不仅有镇静催眠作用,而且能明显抑制孕妇的妊娠反应——这也是"反应停"这一名称的由来。1957 年,反应停仅靠几份实验报告和证词就获得了德国、英国等国家的上市批准,并迅速在 20 多个国家上市售卖。反应停成为"孕妇的理想选择"(当时的广告用语),作为妊娠呕吐的特效药,在那个年代简直创造了奇迹。生过孩子的母亲都会知道妊娠反应是多么的痛苦,因此,反应停在世界各地被医生大量开处方配给孕妇以治疗呕吐。到 1959 年,沙利度胺的每月销量达到了 1 吨的水平!

然而,反应停的"阴暗"面却逐渐暴露。欧洲、加拿大、日本等许多国家和地区纷纷出现服用该药的孕妇诞下的新生儿有各种畸形病状,包括肢体畸形、心脏、消化道和泌尿道等,受害人数超过 15000 人。受药物影响的孕妇生出的婴儿没有手臂和腿,手直接连在躯干上,形似海豹,被称为"海豹胎",这样的畸形婴儿死亡率高达 50% 以上。但是因孕妇服用反应停而造成的畸形胎儿的病例数在美国却出现得很少,这其中最大的功臣就是美国食品药品监督管理局(FDA)当时负责反应停注册工作的官员弗朗西丝·凯尔西。弗朗西斯·凯尔西是 1960 年毕业于芝加哥大学的药学博士,她是美国食品药品监管局的药物审查员。她在接到反应停在美国销售的申请后,不理会该药物已经得到欧洲多国、加拿大等批准的现实,本着尊重生命、责任至上、严谨规范的态度,坚持制药公司必须提供更多实验报告,尤其必须要出示反应停对神经系统是否有副作用的实验数据。凯尔西顶着药商的巨大压力,在得到更多有关反应停的副作用资料前,坚持不批准该药上市销售。正是由于凯尔西的坚持,美国才避免了大批畸形新生儿的出现,从而挽救了成千上万新生儿的生命与健康。

由于处理反应停上市申请时,凯尔西表现出的慎重、毫不妥协和勇气,让美国 FDA 真正地成为一块金字招牌。从此,安全性成为药物监督的基本原则。FDA 一夜之间成为政府机构中最为重要的机构之一,也成为全世界的典范。药物的安全性、有效性、质量可控性真正地开始被世界所普遍认可。与此同时,凯尔西从默默无闻成为美国英雄,1962 年美国总统肯尼迪授予凯尔西"杰出联邦公务员总统奖",以表彰她在药品监管方面的杰出贡献。

2.案例解读

作为一名政府的医药行业监管人员,弗朗西斯·凯尔西本着尊重生命、责任至上、严谨规范的态度,不顾反应停风靡欧洲、加拿大、日本、澳大利亚等国家和地区,不畏惧来自制药企业的各种威胁手段。她顶住各方面的压力,坚持自己的原则和底线,秉持敬畏生命的药德精神,制止了反应停在美国上市,这才避免惨剧的发生,保护了成千上万美国新生儿的生命安全和健康。

敬畏生命要求医药行业从业者秉承对生命的厚重情怀和高尚的职业操守,尽力拯救生命。在新冠肺炎疫情防控中,医护人员竭尽全力救治重症患者,弗朗西斯·凯尔西拒绝反应停在美国上市等案例让我们看到医药行业从业者敬畏生命的药德精神和道德底线。敬畏生命是一种关乎生命的最高价值理想。当我们理解、尊重生命,坚持生命价值高于一切,才能在医药实践中为人民群众提供更高水平、更加满意的服务,做"全面推进健康中国建设"的践行者。

第三节　良心制药

医药产品的质量安全直接关系着人民群众的身体健康和生命安全,确保医药产品质量安全就是最大的民生。医药企业是医药产品质量安全的第一责任人,良心制药是医药企业和从业者必须恪守的药德核心精神。2018

年发生的长春长生疫苗造假事件举国震惊,令人痛心疾首。该案件性质恶劣,令人触目惊心。没有道德底线、弄虚作假、不守良心的医药企业,不但危害人民群众的生命健康,而且影响整个社会的稳定,造成社会的恐慌。长春长生疫苗事件对于医药行业而言是一次极其深刻的教训,医药行业从业者无论何时都应该坚守道德底线,不弄虚作假,践行良心制药的药德核心精神。

经典语录

"会炮制,火候详细,太过不及,安危所系。"

——龚廷贤《万病回春》

"遵肘后、辨地产,炮制虽繁必不敢省人工,品味虽贵必不敢减物力。"

"修合无人见,存心有天知。"

——《乐氏世代祖传丸散膏丹下料配方》

一、经典释义

"会炮制,火候详细,太过不及,安危所系。"出自龚廷贤的《万病回春》,意思是要学会炮制药物,能详细地区分文火、武火,火候不能太过或不及,患者安危在于药力。

"遵肘后、辨地产,炮制虽繁必不敢省人工,品味虽贵必不敢减物力";"修合无人见,存心有天知"出自同仁堂的第二代传人乐凤鸣所编撰的《乐氏世代祖传丸散膏丹下料配方》,意思是看病制药要按照《肘后备急方》中的方法,药材要辨别产地,炮制药物的工序流程虽然烦琐但却不敢节省人力,药材虽然昂贵但也不敢偷工减料;在没有人监管的情况下,制作药材也不能违背良心,不可见利忘义,因为你所做的一切,上天是知道的。"炮制虽繁必不敢省人工,品味虽贵必不敢减物力"可以说是制药人自我的承诺和从业的信条,而"修合无人见,存心有天知"则是企业经营的良心和信念。

在中药行业中,手工操作的药材前处理环节叫作"炮制",主要包括对中药材的修拣、清洁、烘干、蒸炒炙煅等工艺。中药的传统加工炮制工序较为繁杂,人力、物力等成本很高,并且药品的原材料绝大多数是比较珍贵稀缺的,因此价格更加的昂贵。我国自古以来医药学家们都能够秉持己心,心怀仁德,以良心自律,用诚心制药,不偷工减料,粗制滥造。

【知识链接】

龚廷贤(1522—1619年),明代著名医家,江西金溪人,字子才。父亲龚信,在太医院任职,撰有《古今医鉴》八卷。龚廷贤幼攻举业,后随父学医。他继承家学,又访贤求师,医名日隆。曾任太医院吏目,因曾治愈鲁王张妃臌胀,被赞为"天下医之魁首",并赠以"医林状元"匾额。

龚廷贤著有《种杏仙方》四卷、《万病回春》八卷、《复明眼方外科神验全书》六卷、《云林神彀》、《鲁府禁方》四卷、《寿世保元》十卷、《小儿推拿方脉全书》三卷。尚有《医学准绳》四卷、《经世全书》八卷、《痘疹辨疑全幼录》三卷、《本草炮制药性赋定衡》十三卷等。在他所著书目中,《万病回春》和《寿世保元》流传最为广泛。

【经典赏析】

《万病回春》医家十要

一存仁心,乃是良箴,博施济众,惠泽斯深。

二通儒道,儒医世宝,道理贵明,群书当考。

三精脉理,宜分表里,指下既明,沉疴可起。

四识病原,坐死敢言,医家至此,始称专门。

五知气运,以明岁序,补泻温凉,按时处治。

六明经络,认病不错,脏腑洞然,今之扁鹊。

七识药性,立方应病,不辨温凉,恐伤性命。

八会炮制,火候详细,太过不及,安危所系。

九莫嫉妒,因人好恶,天理昭然,速当悔悟。

十勿重利,当存仁义,贫富虽殊,药施无二。

译　文

第一,医者要心存仁爱之心,这是有益地劝诫,要广泛地治病救人,对百姓的惠爱恩泽深远。

第二,要通晓儒家之道,通儒的医生被社会珍视,重要的在于明白道理,各家著述都应学习研究。

第三,要精通脉学,能分清病源在外在里,诊病正确,重症也可治愈。

第四，要识别病的根源，敢说能否医治，医术到了这个程度，才能成为专家。

第五，要通晓五运六气，预知时令到来迟早，补泻温凉各法，运用自如及时。

第六，分清经脉循行主症，辨认疾病就没有差错，五脏六腑气血了然在心，就像神医扁鹊再世。

第七，要能识别药的性味，对症下药，不能辨析药性寒热温凉，恐怕要耽误病人的性命。

第八，要学会炮制药物，能详细地区分文火、武火，火候不能太过或不及，患者安危在于药力。

第九，不妒忌同行，不能因他人的好恶来评定同行，不违背公理，有错要及早悔改莫迟疑。

第十，不要重财图利，应当心存仁爱道义，无论穷人、富人，都要按病用药没有区别。

二、精神解读

对于医药行业来说，除了加强法律监管之外，良心制药是确保医药产品质量的道德约束。良心制药具体体现在守住医药初心、保障产品质量、履行社会责任三个方面。

（一）守住医药初心

守住医药初心，就是始终要牢记全心全意为人民服务的宗旨，要坚定理想信念，明确人民对美好生活向往的奋斗目标；要保持从事医药行业的赤诚情怀，从一而终，把人民群众的健康安全放在首位；要守住底线，保持头脑清醒，做到功名利禄心不动，酒绿灯红眼不迷，不义之财手不伸，邪风浊流身不歪。

2019 年 5 月 31 日，"不忘初心、牢记使命"主题教育工作会议在北京召开，习近平总书记在会上深刻阐明了"守初心"的核心内涵。他指出："守初心，就是要牢记全心全意为人民服务的根本宗旨，以坚定的理想信念坚守初心，牢记人民对美好生活的向往是我们的奋斗目标；以真挚的人民情怀滋养初心，时刻不忘我们党来自人民、根植人民，人民群众的支持和拥护是我们胜利前进的不竭力量源泉;以牢固的公仆意识践行初心,永远铭记人民是共产党人的衣食父母,共产党人是人民的勤务员,永远不能脱离群众、轻视群众、漠视群众疾苦。"①

医药行业从业者在服务群众时,要始终不忘自己的初心,牢记医药人的奋斗目标,坚定理想信念,始终把解决人民群众最关心、最直接、反映最突出的健康问题作为出发点和落脚点,持续优化医药产品和服务,坚持躬身践行,为人民的健康事业而奋斗。

(二)保障产品质量

保障医药产品质量,首先,要增强医药行业从业者的质量意识,树立科学严谨的质量观。通过医药企业产品质量文化建设、产品质量教育培训等方式,让医药行业从业者发自内心地认知产品质量的重要性。其次,建立健全医药产品质量管理体系,强化医药产品质量控制和质量保证。在产品的全生命周期实施覆盖管理和把控,推进质量管理手段的科学化和智能化,不断优化升级质量管理的机制体制,创新方式方法。最后,认真执行质量责任制度。做到质量责任层层分解,落实到每一个环节、每个岗位。当产品出现质量问题时,能够高效率地溯源,厘清质量责任,总结经验,吸取教训,更好地改进和提高产品质量。

扬子江药业始终坚持以高质量药品惠民,以高质量发展报国。扬子江药业积极奉行"为父母制药,为亲人制药"的质量文化,在药品质量上容不得半点的马虎和瑕疵。质量管控始于源头,严把每道质量关,涵盖药品全生命周期,力争将每一粒药都做到极致。凭借如磐石般过硬的药品质量,扬子江药业做强了民族医药品牌,努力打造医药企业新标杆。为保障药品质量,扬子江药业不惜成本,建立了一套高于国家法定标准的企业内控标准。2019年,扬子江药业专门成立质量品牌部,形成集团化顶层设计、板块化监督管理、法人化合规运营的模式。扬子江人发自内心对质量的敬畏,是扬子江药业高质量发展的关键所在。

我国化妆品企业同样视产品质量与安全如生命。专注于染烫发及洗护

---

① 习近平在"不忘初心、牢记使命"主题教育工作会议上的讲话[EB/OL].(2019-06-30)[2021-09-01].https://www.12371.cn/2019/06/30/ARTI1561887112428887.shtml.

领域的章华化妆品科技有限公司,在化妆品的整个生命周期中都以保障产品质量为第一要务,保证生产出高质量的化妆品,为人民群众的美丽保驾护航。在章华科技厂区贴着的醒目标语上写着:"宁为安全受累,不为事故流泪",昭示着企业的质量目标。另外,章华科技已建成符合《药品生产质量管理规范》(Good Manufacturing Practice of Medical Products,GMP)要求的工厂,染发剂生产车间为 10 万级净化车间,已经对标药品和食品生产车间标准。这些举措都彰显了章华科技保障产品质量的决心。

医药产品的质量是医药企业生存和发展的根本,要求企业时时刻刻把质量安全放在首要位置。如果突破这条生命线和道德底线,违背行业准则,就会带来巨大的安全隐患。医药无小事,只有不疏忽每一个环节,严把质量关,才能保证人民群众的用药安全,保障人民群众的生命健康。

(三)履行社会责任

良心制药是医药企业要履行的最基本的社会责任。在新发展阶段,医药企业肩负着更为重要的社会责任,不仅要体现经济属性,更要体现社会属性。医药企业要始终把维护公众生命安全放在首位,但在保障人民健康的重要基础上,还要能促进社会和谐发展。2015 年 7 月,习近平总书记在吉林敖东药业集团延吉股份有限公司考察时强调,药品安全责任重于泰山。保障药品安全是技术问题、管理工作,也是道德问题、民心工程。每家制药企业都必须认真履行社会责任,使每一种药、每一粒药都安全、可靠、放心。

修正药业是中国医药的领军民企之一,企业在运营过程中始终坚持"用良心和责任制药"的初心。为了更好地保证药品质量和安全,修正药业认为不能仅仅依靠企业的规章制度、法律的约束和药品监管部门的监督,而是更应该依靠企业的良心和责任,杜绝不合格产品的生产与销售。修正药业深知只有切实履行企业社会责任,保证产品质量,对患者、员工等利益相关者负责,才能实现可持续发展。

良心制药是医药行业最基本的药德要求,也是必须履行的社会责任。良心制药就是要把人民群众的利益放在首位,坚守医药初心,规范医药产品研制、生产、经营、使用、监管的每一个环节,保证医药产品质量,时刻抵制物质诱惑和思想松懈,时刻保持清醒,坚守己心,做良心药,做放心药,保障医药行业的健康、有序发展!

三、案例分析

良心制药是医药行业最基本的道德要求。要做到良心制药,医药企业需要严格按照生产规范操作流程实施,尽职尽责,不能有丝毫马虎。同仁堂能屹立百年不倒,强生因泰诺毒胶囊事件面临危机却能转危为安,坚持良心制药、保证药品质量是其中最主要的原因。

(一)同仁堂的发展

1.案例简介

同仁堂创建于 1669 年,是我国中药行业著名的老字号。1723 年,同仁堂开始贡奉御药,历经八代皇帝。历代同仁堂人始终恪守"炮制虽繁必不敢省人工,品味虽贵必不敢减物力"的古训,树立"修合无人见,存心有天知"的自律意识,造就了制药过程中良心制药、细致入微的严谨精神,其所制药物因"配方独特、选料上乘、工艺精湛、疗效显著",驰名中外,同仁堂的产品远销多个国家和地区。

同仁堂的金字招牌可以百年不倒,其中一个非常重要的原因就是保证药品质量,严把选料关。从开业之初,同仁堂就十分重视药品质量,并且以严格的管理作为保证。创始人乐显扬的三子乐凤鸣,子承父业,1702 年,开设同仁堂药店,他苦钻医术,不辞劳苦,极力精求丸散膏丹及各类型配方,分门汇集成书。乐凤鸣在该书的序言中提出"遵肘后、辨地产,炮制虽繁必不敢省人工,品味虽贵必不敢减物力",为同仁堂制作药品建立起严格的选方、用药、配比及工艺规范,代代相传,培育了同仁堂良好的商誉。

同仁堂一路走来,见证了清王朝由强盛到衰弱、几次外敌入侵、军阀混战到新民主主义革命的历史沧桑,其所有制、企业性质、管理方式也都发生了彻底的变化,但同仁堂始终坚守良心制药的精神,越做越强,享誉海内外。2006 年,同仁堂中医药文化进入国家非物质文化遗产名录,同仁堂的社会认可度、知名度和美誉度持续提升。

2.案例解读

同仁堂作为我国中药行业著名的老字号,能够一路高歌猛进,可以说是医药企业发展史上的一个奇迹。这个奇迹存在的主要原因就是,同仁堂在经营过程中始终秉承良心制药的药德精神,恪守"炮制虽繁必不敢省人工,品味虽贵必不敢减物力"的古训,践行"修合无人见,存心有天知"的意识,坚守医药初心,将保障药品质量放在首位,认真履行企业社会责任,用自己的良心赢得人民群众的认可和信任。

(二)强生1982年泰诺事件

1.案例简介

1982年9月,美国芝加哥地区接连发生因服用含氰化物的泰诺速效胶囊药导致中毒死亡的重大事故。有报道称,全美各地已有250人因服用该药物而得病或死亡,随着这些不实消息的传播以及新闻媒体的大肆渲染,引起当时全美约1亿服用泰诺胶囊消费者的极大恐慌,强生的形象一落千丈,医院、药店等纷纷下架强生产品。泰诺事件一下子成为全国性的事件,事件发生后,根据调研,94%的服药者都表示今后不会再使用泰诺速效胶囊药,强生面临一场生死存亡的巨大危机。

事件发生后,在强生首席执行官吉姆·伯克(Jim Burke)的领导下,强生高层经过紧急磋商,认为这件事情非常严重,不仅影响强生的信誉,更为严重的是,消费者的生命安全受到了威胁。面对危机,强生选择正面积极回应,迅速采取了一系列有效措施。首先,强生查明事情原委,有毒胶囊是恶意购买者在投放氰化物后将其返投市场造成的。然后,立即抽调人员对所有药片进行检验。经调查,在全部(800万片)药剂的检验中,发现所有受污染的药片只源于一批药,并且全部都在芝加哥地区,不会对其他地区产生影响。尽管如此,强生始终坚持将公众和消费者利益放在首位,凭借对消费者负责,良心制药的精神,不惜花巨资在最短时间内向各大药店召回了所有处于流通中的泰诺速效胶囊药,总计有数百万瓶,价值近1亿美元。同时,花50万美元向有关的医生、医院和经销商发出警报,并将事件始末公布于众。另外,强生并没有将产品马上重新投入市场,而是改良药品包装,推出了多层密封包装的瓶装产品从而防止了药品再次被下毒的可能性,同时,通过媒体再次感谢消费者的信任和支持并发放优惠券。这一系列有效的措施,使泰诺再一次崛起,夺回市场份额,安然度过危机,并建立消费者放心的品牌形象。

2.案例解读

泰诺毒胶囊事件发生之后,强生积极履行社会责任,积极应对危机。坚持将消费者的安全放在首位,迅速采取措施,召回所有流通产品,为了防止投毒事件的再次发生,重新设计改良产品包装,确保药品质量安全。强生的一系列措施,挽回了公司的声誉,充分展现了良心制药的药德精神。

良心制药是医药行业从业者的道德底线,从业者要自觉在道德层面给自己上锁,磨炼坚定心智。同仁堂、强生两家医药企业的经营之道告诉我们,企业要获得长远的发展和消费者的信任,必须做到良心制药,要守住医药初心,全心全意为人民健康服务;要保障医药产品质量,为人民把好安全关;要履行社会责任,把人民群众的生命健康看得重于泰山,一心维护公众生命健康安全。

第四节　精益求精

党的十九大报告强调,要建设知识型、技能型、创新型劳动者大军,弘扬劳模精神和工匠精神,营造劳动光荣的社会风尚和精益求精的敬业风气。报告中的"精益求精",亦是医药行业从业者应具备的药德核心精神。作为医药行业从业者,一是要敬业,耐得住工作上的枯燥与寂寞,经得起职场上的诱惑与挫折,不可浅尝辄止;二是以匠人之心,注重细节,精雕细琢,精进技艺;三是要专注于医药事业,专注于自己的工作岗位;四是要与时俱进,大胆创新,追求卓越,做到极致,方能精益求精,成为行业不可或缺的匠心之才。

经典语录

"医以济世,术贵乎精。"

——吴尚先《理瀹外治方要略言》

"凡业者必要精心研究,以抵于极,毋谓易以欺人,惟图侥幸。道艺自精,必有知者,总不谋利于人,自有正谊在己。"

——徐春甫《古今医统大全》

一、经典释义

"医以济世,术贵乎精。"出自《理瀹外治方要略言》,是指学习医术是为了济世救人,而最珍贵的就是拥有精进的医术。

"凡业者必要精心研究,以抵于极,毋谓易以欺人,惟图侥幸。道艺自精，必有知者，总不谋利于人，自有正谊在己。"出自徐春甫的《古今医统大全》，是指凡是从医之人必须细心研究，以达到精益求精，千万不要认为行医容易，只图侥幸来欺骗世人。只要有高尚的医道、精湛的医技，总会有人知晓和认同的。即便不能总是从世人中谋利，但公正自在人心。

精益求精旨在达到尽善尽美，医药工作是"健康所系，性命相托"，因而精益求精自古以来就是医药行业从业者的职业道德要求。吴尚先认为学医之人除了明了自身的职责，最为重要的是能够不断学习医药知识，钻研医术，精益求精，敬业乐业。同样，徐春甫一生治学严谨，对庸医十分痛恨，强调用药谨慎，主张医业求精，认为"学问始乎诚意"，要有"纯一不二"的精神。这些论述都强调了医药工作者精通医药、技术精湛的重要性。

【知识链接】

徐春甫（1520—1596 年），字汝元，号思鹤，又号东皋，明朝祁门（今属安徽）人，著名医学家。《医学入门捷径六书》记载，隆庆初（1568 年）参与组织成立医学学术团体"一体堂宅仁医会"。编著有《古今医统大全》《内经要旨》《妇科心镜》《幼幼汇集》《痘疹泄秘》等书。徐春甫治学严谨，济世救人，不追名逐利，是一位具有大家风范的名医，《徽州府志》中称他为"鸿世之士"。徐春甫在学习医术的过程中，深刻感受古今医书典籍的浩瀚，由于多次辗转抄刻，讹误严重，因此决心对前人医著进行整理。他从《内经》开始着手，对秦汉以来的 230 多种医学方面的重要典籍进行校正，汲取各医著的长处，分门别类，归纳整理，经过数十年的时间，在嘉靖三十五年（1556 年）编成《古今医统大全》100 卷，共 186 万字。《古今医统大全》共 165 门，涉及《内经》旨义、历代名医传略、名家医论、脉学、运气、针灸、经络、养生、本草、各科临床、医案验方选集等，概括了明朝以前我国重要医学典籍和医学成就。这是徐春甫对中医学的重要贡献之一，对中医学的发展产生了深远的影响。日本医家在许多重要医学著作中，均大量引用该书内容。至今，医药行业仍然认为《古今医统大全》是一部"融古通今、博大精深的皇皇巨著"，称其为我国医学史上十大医学全书之一。

【经典赏析】

《古今医统大全》节选

间有无知辈，窃世医之名，抄检成方，略记《难经》《脉诀》不过三者尽之，自信医学无难矣。此外惟修边幅，你以农转，饰以衣骑，习以口给，谄媚豪门，巧彰虚誉，摇摇自满，适以骇俗。一遇识者洞见肺肝，掣肘莫能施其巧，犹面谀而背诽之。又讥同列看书访学，徒自劳苦。凡有治疗，率尔狂诞，妄投药剂。偶尔侥效，需索百端；凡有误伤，则曰尽命……小说嘲庸医早亡诗云：不肖谁知假，贤良莫识真。庸医不早死，误尽世间人。岂非天道恶之耶？故甫尝戒诸子弟：医惟大道之奥，性命存焉。凡业者必要精心研究，以抵于极，毋谓易以欺人，惟图侥幸。道艺自精，必有知者，总不谋利于人，自有正谊在己。

译　文

世界上有些无知的人，有祖传医药世家的名头，抄袭已有的药方，学习一点《难经》《脉诀》，就声称医学简单，容易学习。只专注外表的穿戴打扮，巧舌如簧，向豪门权贵谄媚，巧夺虚名，招摇过市，欺骗世人。一旦遇到识破其伎俩并使其伎俩不能施展的人，就当面恭维而背后诽谤他。还讥笑喜爱读书求学的同行，认为他们是自找劳苦。只要遇到治病的事情，就草率行事，狂妄怪诞，盲目给药。偶尔看病有了效果，就想尽办法向患者索要钱财。要是误伤了患者，就说命该如此……曾经有小说讽刺庸医说：不肖谁知假，贤良莫识真。庸医不早死，误尽世间人。难道是天意使然吗？所以我曾经告诫弟子：医学的宗旨就在于拯救人的性命。凡是从医之人必须细心研究，以达到精益求精，千万不要认为行医容易，只图侥幸来欺骗世人。只要有高尚的医道、精湛的医技，总会有人知晓和认同的。即便不能总是从世人中谋利，但公正自在人心。

二、精神解读

医药行业发展日新月异，社会大众的健康需求不断提高，这些都对医药人的专业素养、专业技能提出更高的要求。医药行业从业者应时刻铭记学好业务本领，做好业务工作，不断提升自我，超越自我，在自己的工作领域努力精益求精，具体体现在以下四个方面。

（一）敬业

敬业是社会主义核心价值观的内容之一，也是中华民族的传统美德。

敬业,一要热爱医药事业,立志为人民群众健康事业奋斗终生;二要有稳重踏实的工作态度,积极主动履行医药岗位职责;三要有无私的奉献精神,勇于担当作为。

2016年6月,几张为山区患者跋山涉水送救命药的照片在网络广为流传,照片中男子的敬业精神得到了广泛的赞扬。该男子是浙江英特集团股份有限公司的一位普通药品配送员。6月20日,英特物流接到电话反映,缙云山区患者腹膜透析液(用于肾病末期患者的生命维持用药)还没送到。总部立即与缙云配送员取得联系,了解延误原因。原来是配送车半路遇到塌方、泥石流,阻隔了行程。看到交通一时难以恢复,该山区配送员决定徒步上山送药。"我可不想患者因为没药出什么问题。就算在悬崖上,我也要把药送到。我会注意安全的。"配送员这样回复总部。他搬着每箱16千克的药液,顺着山路长途跋涉,终于将救命药——腹膜透析液安全送到患者手中。当再次提起这件事时,这位配送员说:"在我们医药行业,这样的故事还有很多很多。哪怕再苦再累,也要把救命的药及时送到病患身边。"在配送员看来,这是一件理所应当的小事,但正是因为有这样千千万万敬业的医药人,才能够为人民群众的生命健康保驾护航。

(二)术精

术精是精益求精的基石。达到术精,首先,必须做到科学规范,在工作中要有严谨细致的工作作风,做事一丝不苟,对医药产品品质和服务严格要求,做到高标准。其次,要注重细节,不能抱有马虎、差不多的心态,始终重视每一个环节的操作,通过上百次、上千次的不断重复和优化完善工艺和流程,练就出神入化的技术。最后,要追求极致,将事业当成自己的生命去经营,对产品精雕细琢,不断优化改进,努力达到完美无瑕的境地。只有如此,才能够满足新时代人民群众追求品质和极致服务的要求。

宋朝的钱乙就是这样一位追求术精的儿科医家。钱乙在治学上最突出的地方,就是从一而终,专精一科,他将自己的所有精力都花在儿科的钻研上。钱乙最先因《颅囟方》而成名,他曾治愈皇亲国戚的小儿疾病,因而声誉显赫,被封为翰林医学士,曾任职太医院的院丞。在多年行医中,钱乙积累了丰富的临床经验,一生著作颇多,其中最有名的是《小儿药证直诀》。此书第一次系统地总结了对小儿辨证施治的方法,是我国现存的第一部儿科专著,至此儿科成为一门独立的学科,钱乙也被尊称为"儿科之圣""幼科之鼻祖"。

钱乙在儿科上的精湛医术不是一蹴而就的,而是通过日日夜夜学习和实践的累积,不断精进而形成的。术精是精益求精的入门前提,没有过硬的医药技术知识,无法研制和生产安全有效的药品,就无法解决患者的健康问题,只有做到业务精、本领强,才能帮助患者解除疾病的痛苦,为人民群众的健康保驾护航。

(三)专注

精益求精的保障是专注,专注是一种执着、坚持和坚韧的品质。做到专注,一是要持之以恒,坚持不断学习、探索和钻研,不放弃不松懈,才能够在医药领域中有所成就;二是要耐得住寂寞,始终十几年如一日、心无旁骛、全神贯注于自己的事业,才能为人民群众的健康和安全谋福祉。

中药现代化的奋进者王逸平深知在做研究时专注的重要性。"心在一艺,其艺必工;心在一职,其职必举"。1994年,王逸平和同事一起开始研究心血管疾病方面的药物。在无数次实验后,王逸平有了一个重大发现——丹参里有一种叫丹参乙酸镁的生物活性最强,进而大胆推测这可能就是丹参中最主要的药用成分。顺着这个方向,王逸平和他的研究团队经历了无数次的失败和挫折,耗时13年,终于把丹参乙酸镁合成丹参多酚酸盐粉针剂,并建立了专利工艺。

王逸平以"做出全球临床医生首选的新药"为科研理想,专注于中药现代化研究事业。自古以来,凡是能够有所成就的,无一例外都是持之以恒、用心专一、笃志前行的人,三心二意、朝秦暮楚的人是绝不可能成功的。只有一心专注在医药领域,将所有的精力和时间专注于医药事业,才能够有所作为,有所成就。

(四)创新

精益求精的升华是创新。精益求精不仅强调执着、坚持、专注,更要追求不断创新。创新要求医药行业从业者既要对职业有敬畏、对质量有追求,又要有能够走出舒适圈,做出改变的决心,这样才不会故步自封,医药行业才能持续发展,富有活力。创新一方面要追求突破,打破思维定式,打破固有看法,突破自我;另一方面要追求卓越,就是要达到行业顶尖水平,将自身的才能优势发挥到极致。

中国工程院院士、中药制药学家李大鹏就是这样一个不断创新的典范。李大鹏院士多年致力于中药制药工程创新研究,先后主持 15 项国家攻关课题。李大鹏院士早年从中药薏苡仁中发现并成功提取分离到的抗癌新化合物,获得发明专利,提升了中药研究原创水平。他率先创建中药静脉乳剂技术平台,成功研制抗癌新药康莱特注射液。此外,李大鹏院士自 1996 年立题研究《超临界二氧化碳萃取中药有效成分产业化应用技术》,经过将近十年的攻关,他又成功发明了超临界二氧化碳萃取和分离纯化薏苡仁甘油酯产业化工艺,并被国家食品药品监督管理总局批准,投入生产,将科研成果转化为生产力,产生巨大的经济和社会效益。李大鹏院士一直以来致力于传统中药抗癌筛选实验研究,创新民族医药。他的成就向我们印证医药行业的发展切忌坐井观天,故步自封。创新是医药行业进发新生、更进一步的原始动力,是追求卓越的活力源泉。没有最好,只有更好,对药品质量的追求,只有进行时,没有完成时。医药行业守护人民的生命健康,提高医药服务的质量永无止境。

近年来,中国的化妆品行业在研制产品时也秉承精益求精的精神,力求把产品做到极致。毛戈平(MAOGEPING)彩妆品牌凭借自身过硬的质量与研发实力,在中高端彩妆领域占得一席之地。毛戈平对产品质量的追求近乎完美,力求打造精益求精的中高端国货化妆品。每一款产品,不到生产的最后一刻,都有可能再完善直到满意为止。2019 年,毛戈平品牌获故宫文创授权,推出了与故宫文创合作的"气蕴东方"系列彩妆,为消费者制造品质媲美国际大牌的彩妆国货的同时,不忘传播中国历史文化精髓,成为传承并发扬东方美学与艺术的品牌代表。毛戈平品牌代表了中国化妆品的复兴之路,以质量为基础,以文化为依托,不断打磨自身的产品及服务。化妆品行业只有秉持精益求精的态度,发挥工匠精神,才能拥有与国际品牌相抗衡的底气与实力。

精益求精是药德核心精神的核心内容,也是中国特色社会主义新时代医药行业从业者对工作的境界追求。新时代我国人民群众对健康的要求越来越高,医药行业从业者对医药产品和服务精益求精,不断进取和突破,才能满足人民群众对美好生活的向往。

三、案例分析

医药行业的每一位从业者都应时刻牢记自己的职责和使命,在工作实践中切实做到精益求精。无论是我国第一位诺贝尔生理学或医学奖获得者屠呦呦还是坚持匠心制药的杨平都是精益求精、追求极致的典范,他们专注自身研究领域,一丝不苟、追求极致和完美,最终有所成就。

(一)屠呦呦:一株小草改变世界

1.案例简介

屠呦呦,诺贝尔生理学或医学奖获得者,1930 年出生于浙江省宁波市。呦呦,意为鹿鸣之声,取自《诗经·小雅》"呦呦鹿鸣,食野之苹"一句。《感动中国人物》是这样评价她的:"青蒿一握,水二升,浸渍了千多年,直到你出现。为了一个使命,执着于千百次实验。萃取出古老文化的精华,深深植入当代世界,帮人类渡过一劫。呦呦鹿鸣,食野之蒿。今有嘉宾,德音孔昭。"屠呦呦多年来专注从事中药和中西药结合研究,她最为突出的贡献是提取了青蒿素和双氢青蒿素,但屠呦呦的成功并不是一蹴而就的。

20 世纪 60 年代,疟原虫对奎宁类药物产生抗药性,全世界 2 亿多疟疾患者无药可治,死亡率急剧上升。为寻找有效抗疟药,我国从 1964 年重新开始了对抗疟新药的研究。1969 年,屠呦呦接受了中草药抗疟研究的任务。她和她的研究团队系统收集历代医籍、本草、地方药志等,总结了 2000余种内服外用方药,最终整理出一册含有 640 多种草药,包括青蒿在内的《抗疟单验方集》。最终,从 200 种草药中得到 380 种提取物,进行小白鼠抗疟实验。

1971 年 10 月 4 日,经历 190 次实验失败后,在第 191 次实验中,屠呦呦及其研究团队发现从中药正品青蒿的菊科植物的成株叶子的中性提取部分对鼠疟、猴疟疟原虫的抑制率达到 100%,研究人员从这一提取物中提炼出抗疟有效成分青蒿素。此后,由于青蒿素提取成本高、难以根治疟疾等缺点,屠呦呦和她的同事们又研制出抗疟疗效为青蒿素 10 倍的双氢青蒿素。

屠呦呦虽然在研究过程中经历了 190 次的实验失败,但是她凭着对医药事业的满腔热爱,继续专注探索,精益求精,最终取得成功,造福了全世界亿万疟疾患者。

2.案例解读

当疟疾成为全世界大难题之际,屠呦呦的团队站了出来。他们深知,作为医药人,肩负着保障人民生命安全的重任。在没有头绪的情况下,屠呦呦团队凭借对医药事业的忠诚及扎实的医药知识技能,进行广泛深入的探索研究,他们专注执着,不断进取,敢于创新,才发现了青蒿素解除了亿万人的疼痛和苦恼,拯救了无数人的生命,在医药发展史上留下厚重的一笔。屠呦呦团队的事迹充分体现了精益求精的药德核心精神,每一位医药人都应具备这一精神,才能在为人民健康服务的事业中最大限度地发挥光和热。

(二)杨平:坚持用匠心制药

1.案例简介

在医药行业有这样一群人,他们忙碌于实验室一线,潜心研发,紧盯生产,对药品质量严格把控,搭建药品从研发实验室到群众手中的桥梁。四川海思科制药公司的杨平就是这样一位勤奋耕耘的制药人。

杨平大学毕业后就一直从事制药工作,匠心制药是杨平始终秉持的信念。杨平认为,实验室的潜心研究是药品成功研发的良好开始。在他的实验室里,摆放着成堆的瓶瓶罐罐,他每天最重要的工作就是与这些瓶瓶罐罐打交道。药品关系到患者的安全,他认为做药必须精益求精。保证药品质量、追求极致,不只是良心,更是品质的要求。曾经,为了研发一款产品,他和他的团队耗时 8 年,经过上万次的实验,精益求精,最终攻克技术难题。

匠心的延续是创新,杨平在海思科制药工作期间,主导多个注射剂产品的研发及上市工作,并完成数项发明专利的申请。2007 年以第一发明人的身份申请了处方工艺专利,该专利在 2015 年第十七届国家专利奖评选中荣获中国优秀专利奖。其主导开发上市的多烯磷脂酰胆碱注射液解决了产品的稳定性及澄清度技术难题,成为国内独有品种,实现了对国外原有产品的有效替代,大大降低了该类药物的市场价格、用药成本。

多年来杨平一直匠心制药,脚踏实地地搞药物研发。他希望自己的努力能为中国的医药事业尽绵薄之力,造福更多的患者。

2.案例解读

医药行业的发展,既需要像屠呦呦这样造福全世界的医药巨擘,也需要一批像杨平这样的医药界大国工匠。杨平的成功就是源于他的敬业、术精、专注和创新。他坚守着对医药事业的热爱,年复一年、日复一日坚持匠心制药,孜孜追求药物的品质和安全,不断突破创新。他精益求精的药德精神值得广泛传播和学习,是医药行业千千万万制药人身边的模范和榜样。

新时代背景下,医药产业高质量发展,离不开医药行业从业者精益求精的药德精神。培育和弘扬精益求精的药德精神,要做到敬业、术精、专注、创新,正因为屠呦呦、杨平能把医药研究工作做到极致,追求卓越,才在医药研究领域取得成功,为中国医药产业做出巨大的贡献,推动了中国医药产业的蓬勃发展。

第五节　诚实守信

诚实守信,自古以来就是中华民族优秀传统。人无信不立,家无信不和,业无信不兴,国无信不宁。诚实守信是为人处世的基本准则,已渗透生活的方方面面。在市场经济条件下,每个行业都需要构建起彼此相联、互相制约的信用关系,医药行业也不例外。做到诚实守信,对于引导医药企业诚信自律,加强医药市场长效监管,最终形成统一开放、公平竞争、规范有序的药品市场秩序具有重要作用。诚实守信也是促成医药行业和谐发展的纽带,如果医药行业没有做到诚实守信,就会丧失人民群众的基本信任。因此,诚实守信是医药行业从业者必备的药德核心精神,是整个医药行业的立身之本。

经典语录

"子曰:'人而无信,不知其可也。大车无輗,小车无軏,其何以行之哉?'"

——《论语》

"凡百贸易均着不得欺字,药业关系性命,尤为万不可欺。余存心济世,誓不以劣品戈取厚利,惟愿诸君心余之心,采办务真,修制务精,不至欺予以欺世人,是则造福冥冥,谓诸君之善为余谋也可,谓诸君之善自为谋亦可。"

——胡庆余堂"戒欺"匾文

一、经典释义

子曰："人而无信,不知其可也。大车无輗,小车无軏,其何以行之哉?"出自《论语》,意思是人如果不讲诚信,是行不通的,就像牛车、马车没有木销子,还怎么能够行走呢?

"凡百贸易均着不得欺字,药业关系性命,尤为万不可欺。余存心济世,誓不以劣品弋取厚利,惟愿诸君心余之心,采办务真,修制务精,不至欺予以欺世人,是则造福冥冥,谓诸君之善为余谋也可,谓诸君之善自为谋亦可。"来自胡庆余堂的"戒欺"匾文,意思是但凡做生意的人都不可以有欺骗的行为,尤其是医药事业关系人的性命,万万不能有欺骗。我的理想是悬壶济世,所以我发誓绝不会用劣质的药品来获取丰厚的利润,只希望各位能够理解我的想法,在采办药材时一定要确保真材实料,制药工序务必要精益求精,不至于欺骗我连至欺骗世人,这样便是造福深远,说诸位好的行为是为我所做也可以,说诸位好的行为是为自己所做也行。

诚实守信是中华民族传统美德之一,它早已与中国人的血液相融。儒学大师孔子把个人诚信看作立世的关键,认为若没有诚信,就无法形成人格。另外在《论语》中又提到"民无信不立",是指人没有诚信的话在世间就没有立足之地;没有信义,就没有立世之本。胡庆余堂中很多匾额都是朝外挂的,只有"戒欺"匾是挂在营业厅的背后,面向员工,时刻提醒员工要诚信经营。可见,胡雪岩对诚实守信的重视程度,他认为信誉是企业根本,这也正是他经营胡庆余堂的宗旨。诚实守信是医药行业必须遵守的基本准则,对于医药行业,亦是药德核心精神,是医药行业发展不可或缺的底气。

【知识链接】

孟子(约公元前372—前289年),战国中期鲁国邹人(今山东邹城市东南部人),是著名的思想家、政治家、教育家。孟子是儒家的重要代表人物,是孔子学说的继承人。孟子的学说深受孔子思想的影响,被后人称为"亚圣"。孟子及其弟子万章、公孙丑等共同编纂《孟子》七篇,《孟子》是儒家经典著作之一,其集中表现了"仁政""王道"为中心的孟子思想体系。尤为重要的是孟子思想中包含丰富的"诚"思想,"诚"思想的基本内涵主要包括两部分,一是"诚者,天之道也"的天道观;二是"诚者,人之道也"的人道观。赏析研究孟子"诚"思想,对于我们解读诚实守信的药德核心精神具有重要的参考和借鉴意义。

【经典赏析】

《孟子·离娄上》第十二章

孟子曰:"居下位而不获于上,民不可得而治也。获于上有道:不信于友,弗获于上矣。信于友有道:事亲弗悦,弗信于友矣。悦亲有道:反身不诚,不悦于亲矣。诚身有道:不明乎善,不诚其身矣。是故诚者,天之道也;思诚者,人之道也。至诚而不动者,未之有也;不诚,未有能动者也。"

译　文

孟子说:"职位低的人,不能得到领导的信任,那么就没办法治理好老百姓。要想获得领导的信任是有办法的,首先要取得朋友的信任,如果朋友都没办法信任你,那就不能得到领导的信任。要想获得朋友的信任也是有办法的,先要获得父母的欢心,若侍奉父母不能让他们愉悦舒心,就不能取信于朋友。让父母高兴也是有办法的,先要真诚,如果反省自己时心意不诚,就不能让父母亲高兴。让自己诚实可靠是有办法的,先要懂得什么是善,不明白善的道理,就不能使自己诚心诚意。因此,诚心,是上天的准则;追求诚心,是为人的准则。极端诚心而不能使别人动心,是从来没有的。做不到诚心,始终不能感动其他人。"

二、精神解读

医药行业责任重大,医药行业从业者要时刻谨记诚实守信,不可逾越道德底线。做到内诚于心,不自欺,外信于人,守承诺。

（一）内诚于心,不自欺

诚实守信首先要做到内诚于心,不自欺。只有对自己做到完全坦诚,才能做到对别人诚实。内诚于心,不自欺的前提条件是慎独。"慎独",语出《中庸》:"莫见乎隐,莫显乎微,故君子慎其独也。"意思是独自一个人时,仍然能够严格要求和保持自我,始终做到表里如一,修合无人见,存心有天知。

内诚于心,不自欺要自重、自省、自警、自励。自重要懂得爱自己,尊重自己,自尊自爱是尽善尽美的动力,是热爱医药事业,为医药事业奋斗终生的基础;自省要懂得在自我肯定的同时自我反思,要勇于自我批评和自我剖析,找准自身的缺点和不足,不断提高完善自己的医药技能和服务水平;自警要能未雨绸缪,防微杜渐,加强自身辨别是非的能力、抵制诱惑的自控能力、告诫警示面前的醒悟能力,要始终头脑清醒,不忘医药人奋斗的初心和目标;自励要不断激发医药人的使命感、责任感、自豪感,自强不息,奋发向上。

方联海和他的家人在经营方家药铺时一直内诚于心,不自欺。为了保证药材的质量,方家人特意开辟了一大片的晾晒场,并且用青石铺上,专门用来曝晒药物。在天气晴朗的日子里,方家人就会肩挑背扛,将各类药材井然有序地铺晒在一排排的浅篮中,让药材充分受到阳光的洗礼。有些人认为方家人这么做太傻了,药材中蕴含水汽,那药材的重量就会更大,可以多赚一些钱。但是,方家人却始终严格要求自己,不自欺、不欺人,坚持晾晒,甚至到了梅雨季节,方家人就自己花钱购买生石灰,用竹篓装好放到草药的旁边,来吸收水汽,保证草药的干燥。正因如此,方家药铺成为当地群众信赖的铺子,方联海还被评选为第五届全国诚实守信模范。方家人内诚于心,不自欺,是医药人学习的榜样。

(二)外信于人,守承诺

诚实守信要做到外信于人,守承诺。在医药实践活动中,医药人要秉承求真务实、实事求是,做到内外如一、表里一致,才能获得社会、医药同行、服务对象的信任,才能建立起互信关系。守承诺是医药人重要的品行,是立世之本,认真对待自己的每一个诺言,是对人民群众生命安全的保证。

为推进完善以市场为主导的医药价格形成机制,促进医药企业能够诚实守信、质价相符的制定价格,国家医疗保障局就建立医药价格和招采信用评价制度提出相关指导意见。指导意见主要内容包括:一是要建立信用评价目录清单,通过目录清单所列失信事项牟取不正当利益的医药企业,将纳入医药价格和招采信用评价范围;二是要实行医药企业主动承诺制,承诺建立合规审查制度,杜绝失信行为,承担相应的失信责任等;三是要建立失信信息报告记录渠道,及时全面、完整规范地采集医药企业失信行为信息,建立失信信息库;四是要开展医药企业信用评级;五是要分级处置失信违约行为;六是要建立医药企业信用修复机制。通过信用评价制度的建立,引导医药企业自觉遵守价格规则、履行诚信经营的义务。诚信经营能够外信于人,帮助企业打开市场的大门,实现企业长久的发展。

诚实守信一向是中华民族引以为傲的传统美德,是人类必不可少的优良品质,也是企业立足之本,不讲诚信是要付出代价的。在新冠肺炎疫情防控期间,为了获利,康佰馨大药房董事长李某在明知口罩有问题的情况下,授意其在山西医药企业工作的亲戚以及其同学两人,通过非法渠道以低价购进50余万只标注着"3M"字样的口罩,并高价出售给北京以及周边地区的药店及个人。由于这些口罩质量低劣,很快就收到不少顾客投诉。该批口罩被查获后,经相关机构鉴定,确定为假冒"3M"口罩且过滤效率数据不符合其所标识的标准要求,有可能无法起到防护作用。随后,三人相继被警方查获归案,李某因构成销售伪劣产品罪被判有期徒刑15年,罚款400万元,其他两人作为从犯也受到相应的法律制裁。李某等三人明知口罩系疫情防控物资且供求关系紧张,仍然以不合格口罩冒充合格口罩进行销售,其行为侵害了消费者合法权益,严重违背诚实守信的药德核心精神,妨害疫情防控,应依法严惩。

对医药行业而言,诚实守信的内涵本质是以中国优秀传统文化中的诚信为理论基础,中华老字号药商的生动践行为实践基础,知行合一,传承至今,成为医药行业发展的基石。医药企业、从业者都应该具备诚实守信的药德精神,自觉践行内诚于心,不自欺,外信于人,守承诺。

三、案例分析

诚实守信是医药企业的立业之本,是医药人从业之要。如传统中医药企业杭州胡庆余堂、陈李济,凭借百年诚信治业精神,塑造老字号金字招牌;江苏恒瑞医药股份有限公司本着"诚实守信、质量第一"的经营原则,在医药行业内名列前茅。

(一)胡庆余堂

1.案例简介

胡庆余堂,是我国现存历史最悠久的传统中药企业之一,享有"江南药王"的盛誉。1874年,晚清"红顶商人"胡雪岩因"济世于民"的伟大理想而筹建了胡雪岩庆余堂药号,1878年,胡庆余堂雪记药号店堂在杭州大井巷落成,正式开始营业。胡庆余堂凭借童叟无欺的企业文化,货真价实的制药理念,广受当地百姓青睐和赞誉。

胡庆余堂经营崇尚戒欺,著名的"戒欺"匾额,就是胡雪岩在清光绪四年四月亲笔所写的店训,"凡百贸易均着不得欺字,药业关系性命,尤为万不可欺。余存心济世,誓不以劣品弋取厚利,惟愿诸君心余之心,采办务真,修制务精,不至欺予以欺世人,是则造福冥冥,谓诸君之善为余谋也可,谓诸君之善自为谋亦可"。这是胡雪岩对胡庆余堂人的谆谆告诫,也是胡庆余堂人必须遵循的经营理念。"戒欺"内涵丰富,一方面是"真不二价",即做生意要诚实守信,老少无欺,贫富无欺;另一方面是"采办务真,修制务精",采买药材要真实可靠,不能有丝毫作假。在悠久的历史中,"戒欺"理念逐渐沉淀形成了胡庆余堂独特的企业文化,成为胡庆余堂百年老店经久不衰的法宝之一。

2.案例解读

胡庆余堂从源头上抓好产品质量,在炮制中精耕细作。老字号之所以能征服岁月,获得超越生命的青春,就是因为几百年来一如既往地秉承先人留下的诚实守信的古训。"采办务真,修制务精",既源于对病人、消费者的责任心,也源于对社会、对医药事业的高度使命感。

(二)陈李济

1.案例简介

人们常说"北有同仁堂,南有陈李济",这两大中医药堂,一南一北撑起了属于中医的一片天地。陈李济创建于公元1600年(明朝万历年间),迄今已逾四百年之久。在清代,同治皇帝因服其"追风苏合丸",药到病除,称其神效。由此,以"杏和堂"为商号的广东陈李济,更名躁大江南北。光绪年间,"帝师"翁同龢又为之题写"陈李济"店名,三个鎏金大字至今尚存。不仅皇帝认可,连时为光绪皇帝老师的翁同龢也亲赐墨宝,这之后陈李济更是如日中天。值得敬佩的是陈李济的传人没有在满足中懈怠,一直没有忘记陈李济之名的由来和宗旨。

明朝万历年间,南海九江河清有个商人叫陈体全,他在广州行医卖药,凭借精湛的医术和良好的医德以及经营有方,生意做得很好。有一次,他在外地收货款乘船返回广州。船抵广州后,陈体全因一时匆忙将货银遗落在了船上,被同船的李升佐拾获。陈体全返回家中后才发现货款遗失,顿时吓出一身冷汗,也没敢和家里人说,连忙出门一路寻找。最后找到码头时,李升佐已在码头等候多时,他把拾到的银圆分文不少交还给了陈体全。

无巧不成书,李升佐也精通医道,在广州经营一间中草药店。陈体全被李升佐拾金不昧的品格所感动,要拿出一半的货银赠予李升佐,但李升佐不愿意接受。二人推搡多时,最后陈体全决定将失而复得的一半银两投资了李升佐的中草药店,两人立下君子之约:"本钱各出,利益均沾,同心济世,长发其祥。"并将中草药店取字号"陈李济"。陈李因诚信结缘,寓意"陈李同心,和衷济世"。陈李是各自的姓氏,"济"是二人希望在日后的生活中能同舟共济,同时又有悬壶济世寓意,身为医者悬壶济世是其本职,同舟共济是君子本色。可以说是君子之行、诚信之举造就了陈李济的成功。世纪更迭,"诚信为本,同心济世"的宗旨在陈李济人中代代相传,优秀的文化成就了优秀的陈李济。

2.案例解读

陈李济因诚信而生,时至今日,陈李济人始终坚守初心和医药人的底线,将诚信作为制药和经营的原则。正是因为陈李济的诚信,获得了人民群众对他们的信任,也让四百多年的中华老字号屹立不倒,始终能够焕发新生。没有以盈利为第一目的的经营方式也给陈李济带来了利益,这或许就是诚信的魅力。

(三)江苏恒瑞医药

1.案例简介

江苏恒瑞医药股份有限公司,是一家从事医药创新和高品质药品研发、生产及推广的医药健康企业。恒瑞医药长期坚持"诚实守信、质量第一"的经营原则,恒瑞的高质量发展离不开诚信体系建设的保驾护航。2020 年 12 月 25 日,恒瑞医药市值突破 6000 亿元,稳居医药企业龙头地位。

为建立健全企业信用管理体制,加强企业信用管理,恒瑞医药主动将诚信建设和企业信用管理纳入企业发展规划,专门成立了信用管理工作领导小组和办公室。为了更好地把控信用管理风险点,每半年,恒瑞医药企业信用管理部门就会联合企业法律顾问,开展一次培训,讲解新出现的情况与重大信用管理风险点并整理反馈。

近年来,恒瑞医药已建立较为完善的信用管理制度,并能够始终严格执行信用管理制度,先后获得"国家级守合同重信用企业""江苏省守合同重信用企业""江苏省企业信用管理贯标企业"等称号。恒瑞医药高质量的发展与它长期坚持的"诚实守信、质量第一"的经营原则是分不开的。

2.案例解读

恒瑞医药建立健全企业信用管理体制,成立企业信用管理领导小组、优化员工信用培训、加强信用管理风险点排控等,积极主动将诚实守信注入企业管理文化。正是因为恒瑞医药重视诚实守信的药德精神建设,做到内诚于心,不自欺,外信于人,守承诺,真诚地对待每一位客户,才能不断实现企业发展的新跨越和新突破,才能在2020年市值突破6000亿元,稳居医药企业龙头地位。

新时代的诚实守信要紧紧围绕社会主义核心价值观中"诚信"要求,知行合一,实现内诚于心,不自欺,外信于人,守承诺的自我修养。胡庆余堂自创建至今秉承"戒欺""是乃仁术"的祖训,逐渐成长为享誉全国、蜚声中外的中医药企业;陈李济因诚信而生,四百多年屹立不倒,塑造中华老字号品牌;恒瑞医药长期坚持"诚实守信、质量第一"的经营原则,一路稳扎稳打,成为我国医药行业的龙头企业,就是因为他们坚守诚实守信的药德精神,才能获得如此巨大的成就。如今法律规范日益完善,社会监督更加便捷,作为医药行业从业者更应该从道德层面不断提升自我修养,自觉自主地践行诚实守信,营造医药行业良好的风气。

第六节　廉洁守道

党的十八大以来,习近平总书记高度重视党风廉政建设和反腐败斗争,强调党要管党、从严治党,提出了一系列新的理念、思路、举措,推动党风廉政建设和反腐败斗争不断取得重大成效。医药行业要实现高质量发展,优化行业风气,就要加强廉洁教育,将廉洁教育贯彻落实到医药产品生命周期全过程中,促使从业者做到淡泊名利、坚守正道、平等待人,不断提升廉洁守道的药德精神修养。

经典语录

"夫医者,非廉洁淳良不可信也。"

——杨泉《物理论》

"为医先要去贪嗔,用药但凭真实心;富不过求贫不倦,神明所在俨如临。"

——曾世荣《活幼心书》

一、经典释义

"夫医者,非廉洁淳良不可信也。"出自杨泉的《物理论》,意思是说能够做医生的人,不是廉洁纯良之人是不可以相信的。

"为医先要去贪嗔,用药但凭真实心;富不过求贫不倦,神明所在俨如临。"出自曾世荣的《活幼心书》,是指学医的人先要去掉贪嗔,用药全靠真诚实心,对富人不多索取,对穷人绝不敷衍,时刻好像有神灵在监督似的。

杨泉、曾世荣的论述体现了廉洁守道是医药人必备的药德精神。廉洁守道就是要求医药从业者能够淡泊名利,树立正确的义利观;坚守正道,敢于同不正之风做斗争;对待服务对象一视同仁。

【知识链接】

杨泉(生卒年不详),字德渊,三国西晋时梁国人(今河南省商丘)。西晋初年,会稽相朱则曾经向晋武帝上书,推荐杨泉为官。杨泉的为人和学问受到朝廷的赏识,被征召入朝,但杨泉一心想隐居,专心编著书籍,因此,他推辞没有赴任。杨泉学识渊博,涉猎广泛,他对医学颇有研究,编著有《物理论》16卷、《体玄注》14卷等。在中国历史上,他第一个提出了医药人应该具有"仁、智、廉"三条标准。他对医药人提出的这三条标准虽然简洁明了,但却是最核心的标准。这三条标准对当今的医药行业从业者仍有重要的指导意义。

【经典赏析】

《物理论》节选

是以古之用医,必选名姓之后,其德能仁恕博爱,其智能宣畅曲解;能知天地神祇之次,能明性命吉凶之数;处虚实之分,定逆顺之节,原疾疹之轻重,而量药剂之多少;贯微达幽,不失细微,如是乃谓良医。且道家则尚冷,以草木用冷生;医家则尚温,以血脉以暖通。徒知其大趣,不达其细理,不知刚柔有轻重,节气有多少,进退盈缩有节却也。名医达脉者,求之寸口,三候之间则得之矣。度节气而候温冷,参脉理而合重轻,量药石皆相应,此可谓名医。医有名而不良者,有无名而良者。人主之用医,必参合而隐括之。

译 文

自古以来任用医生,必须选名门望族的后人。要求他能够有仁义、宽恕、博爱的品德,要求他聪慧敏捷,技艺高超,能明晓事物反复曲折、变化莫测的深奥道理;能了解主宰自然界的奥秘规律,知晓神明之理,能知道人的凶吉福祸,性命长短的气数;能判明虚实的区别,推断预后的好坏,根据疾病轻重判断使用药物的用量;透彻了解细散隐晦的情况,丝毫不马虎,这样才能成为良医。而道家主张凉食,以自然生长的草木果实为冷食,来追求长生不老;医生重视温热熟食,熟食热饮能够让血脉流通温暖。如果只知大概意思,不理解精微的道理,不知人体强弱与疾病轻重,气候节气的变化影响,就不能掌握寒热攻补之度,用药轻重之分。通达脉理的名医,从寸口三部脉象就可以获知病情。通过推测节气的冷热,参照脉理诊断病在表在里,然后治疗给药,完全切合病情,这可称之为名医。有的医家徒有虚名,医术实际上并不精湛;也有的医家虽然没有名气,但治病的效果很好。因此,国君选用医生,必须详细了解,综合全面情况审慎确定。

二、精神解读

医药行业从业者只有加强作风建设,坚持廉洁守道,牢记全心全意为人民服务的宗旨,才能造福人民、造福社会、造福国家。廉洁守道具体表现在以下几个方面。

(一)淡泊名利

廉洁守道要求医药人能够始终淡泊名利。淡泊名利要树立正确的义利观,坚守大义,能够以重义轻利为基础,以为人民健康服务为核心,努力为社会创造价值。淡泊名利要能做到四个坚持,坚持个人主义和集体主义的统一,坚持物质追求与精神追求的统一,坚持求利目的与求利手段的统一,坚持经济利益与社会利益的统一，做到不被名声所困、不为利益所缚。

"非淡泊无以明志，非宁静无以致远。"上海"何氏世医"第 24 代传人何鸿舫就是这样一位淡泊名利之人。何鸿舫曾经在重固镇上开设寿山堂药店，每次有生活贫困、艰辛的患者来看病，他总是语气温和地给予安慰，并且不收取诊金。他会在穷苦患者的药方上加盖"免费给药"的图章，病患就可以在他的寿山堂药店里免费领取药物。在何鸿舫的药案旁还放着一只斗具，里面放着用红头绳穿好的铜钱。每当遇到贫困患者，他不但免费诊疗给药，还常取钱串给患者带来的孩子，或是陪来的家属，叫他们买些东西"过药"吃（中药一般味比较苦，服药后习惯都要吃些糖或水果以过之，谓之"过药"），借此以为周济。为了让患者等待诊治时坐得舒服些，让坐不了的患者也可以躺着，何鸿舫吩咐将候诊室的凳子特制成又长又宽。何鸿舫始终坚持以治病救人为己任，一心为患者谋福利，不图钱财和名利，是医药行业从业者学习的典范。

（二）坚守正道

廉洁守道要求医药人能够始终坚守正道。坚守正道要做到以下三个方面：一是能够坚守底线。医药行业的特殊性决定了医药人在面对外界诱惑时，要始终保持警醒和理性，不为私心欲望所扰，不为名利物欲所惑，能够以平和的心态直视名利，以敬畏之心对待权事，经得住考验，守得住清廉。二是要严于律己。要强化自我修养，怀有律己之心，养成坚忍的意志品格和高尚的道德情操。三是要敢于同不正之风做斗争。这种斗争要从自我做起、从小事做起、从一言一行做起，要不畏权威，敢于"亮剑"，不趋炎附势，不同流合污。

正道而行，唯善唯德。明朝名医严乐善，医术高明，医德高尚，始终坚守正道。一天，一男子突然来找他，并拿出一件金器，跪着对严乐善说："先生请收下我这东西，再听我说话。"严乐善只好接过金器，男子便在严乐善的耳边，悄悄地要严乐善开一个能毒死人的药方给他。还没等男子的话说完，严乐善就愤怒地把金器扔在地上，义正词严地说："我绝对不会帮你干这种不道德的坏事！"然后又警告他说："如果你还去找别的医生开毒药方，杀害自己的朋友，我一定要到衙门去告发你。"过了一些时日，那个男子终于悔悟过来，再次来找严乐善，感谢他的一身正气挽救了他，使他没有走上犯罪的道路。

守道，就是要坚守经营之正道，绝不逾越道德底线、触碰高压线，否则将受到惩罚。2016年，央视"3·15"晚会曝光了北口义齿、瓷都忠诚等厂家的不法行为。这些厂家在铸造义齿支架时使用没有任何标志的金属原料，另外在生产加工义齿过程中使用碎钢、废钢，甚至添加金属废料。这些不合格的原料有些是回收料，有些是工业原料，在反复回收再利用的过程中，有害元素浓度会富集得越来越高，对使用者健康产生危害。除此之外，这些生产企业也未遵守消毒程序，工人甚至使用自己的废旧牙刷进行"清洗消毒"。通过压缩义齿原材料成本，他们生产的劣质义齿市场价只有正规义齿的七分之一。这些厂家为了获取利润，不走正道，突破生命底线和道德底线，违背行业准则，被依法吊销医疗器械生产许可证和产品注册证。

北口义齿、瓷都忠诚等企业不守正道，给人民群众的健康安全带来威胁，葬送了企业发展的前程；而严乐善用坚守正道的药德核心精神拯救了一位心术不正的男子。面对名和利的考验，医药行业从业者必须修身洁行，坚守正道，时刻以守护人民群众的生命健康为己任，守住廉洁底线，清清白白做人，干干净净做事。

（三）平等待人

廉洁守道还要做到平等待人，医药人要尊重每一个个体，公平公正、一视同仁。平等待人一方面强调生命健康权利的平等，要求医药行业从业者无论国籍、肤色、宗教信仰是否存在差异，都要尊重人的人格和权利，不可优亲厚友、以貌取人；另一方面强调医药资源分配的公平性，每个人在其生命面临疾病威胁时享有平等的治疗权，没有差别。

我国现代妇产科医学的重要奠基者林巧稚就是这样一位平等待人的典范。她看病从来不分贫富、贵贱，上至领导夫人、高干子女，下至农妇、罪犯，在解除病痛上一视同仁。在日常门诊中，护士有时候会提醒林巧稚，候诊室里有提前约定的是领导夫人或有权势之人。林巧稚总是头也不回地说："病情重才是真正的特殊。"朱德的夫人康克清在回忆林巧稚的文章中写道：林巧稚看病最大的特点，就是不论病人是高级干部还是贫苦农民，她都同样认真，同样负责。她是看病，不是看人。林巧稚认为在生命面前没有高低贵贱之分，以平等的心态治疗每一个病患。

医药行业从业者要做到廉洁守道，就应该淡泊名利、坚守正道、平等待人。以廉洁的作风与人民群众同呼吸、共命运、心连心,为公众健康撑起一片蓝天。

三、案例分析

在医药行业发展的进程中,我们可以看到但凡有所作为的医药学家,往往将廉洁守道的药德精神铭记于心。他们淡泊名利,专注治病救人。孟绍菁医生就是这样一位值得学习的楷模。反之,也有一些医药企业、从业者一心追名逐利,为利益所诱,无法做到廉洁守道,最终会受到相应的惩处。葛兰素史克(中国)在国内的行贿事件就给医药企业和从业者敲响了警钟。

（一）孟绍菁:朴实无华,谱写绚丽生命之歌

1. 案例简介

西安交通大学第一附属医院著名普通外科专家孟绍菁教授,是全国"三八红旗手",也是全国卫生系统职业道德建设标兵。孟绍菁教授奉行廉洁行医、坚守正道,她拒收患者红包、礼物,这在她任肝胆外科主任时就传为佳话。由于她的表率作用,肝胆外科曾被评为陕西省廉洁行医的模范单位。不收"红包"已成为肝胆外科始终坚持的传统。1996 年 4 月,孟绍菁教授调任干部病房老年外科、干 4 病区主任,这个优良传统被她带到了干 4 病区。护士长曾想统计一下大家拒收"红包"、礼物的数量时,孟教授只说了一句话:"不要统计了,患者的东西本来就不应该要的。"

在生活中,孟绍菁教授十分俭朴,家里只有简单的几件家具,衣着只求干净朴素。她的早餐,是在小吃摊上买的两个油饼;午餐,买一碗面条或在职工食堂买份菜。护士长看在眼里心中不忍,劝她增加些营养。她说:"上班下来实在太累了,没时间做饭。早晨还想早点儿去看看患者,中午下了手术更晚了,煮点面条方便些。"她尽可能地多挤点时间,把更多的精力留给患者和自己热爱的工作。2014 年 10 月 18 日,孟教授因病不幸逝世,享年 81 岁。孟教授用从医的 57 个春秋,谱写了一曲绚丽的生命之歌。

2. 案例解读

孟绍菁教授生活十分俭朴,她把所有的时间和精力都奉献给了医院和患者,始终专注于医药事业,不追名逐利。孟教授一生淡泊名利,坚守正道,始终保持着朴实无华的本色,她慎独慎微,不沉沦、不放纵,廉洁朴实的优秀

品质令人敬佩。

(二)葛兰素史克(中国)行贿案件

1.案例简介

葛兰素史克(中国)投资有限公司(GSK 中国)是在华规模最大的跨国制药企业之一。2013 年 7 月,GSK 中国爆出行贿事件,引起社会广泛关注。GSK 中国因利用贿赂手段谋求不正当的竞争环境,导致药品行业价格不断上涨。GSK 中国的部分高管由于涉嫌严重的商业贿赂等经济犯罪,被依法立案侦查。

为了打开药品销售渠道、完成高额销售指标、提高药品售价等目的,GSK 中国实行"以销售产品为导向"的经营理念,利用"没有费用,就没有销量"的销售手段,将贿赂费用预先摊入高于成本数倍、数十倍的高价药之中,最终转移到广大患者身上。GSK 中国利用旅行社等渠道,大肆贿赂医疗机构、医药相关协会组织等医药销售相关部门及其所属人员,要求他们向病人开 GSK 生产的药物,从而牟取非法利益数十亿元人民币。涉案的 GSK 中国高管涉嫌职务侵占、非国家工作人员受贿等经济犯罪。旅行社相关工作人员涉嫌行贿并协助上述高管进行职务侵占。2014 年 9 月 19 日,长沙市中级人民法院对 GSK 中国处以罚金 30 亿元人民币,数名被告被依法惩处。

2.案例解读

GSK 中国因不正当的销售理念和违法的销售手段,严重违背了廉洁守道的药德精神,除了要承担巨额罚款之外,其企业形象也是一落千丈,严重影响了企业的发展。GSK 中国行贿案件,无疑是在国内外医药界投下了一枚重磅炸弹,敲响了业界警钟。医药企业一旦缺乏廉洁守道的药德精神,缺乏抵制商业贿赂诱惑的自制力,将会迷失在利益的诱惑中并会产生极其恶劣的社会影响。

新时代的医药行业从业者要做到廉洁守道,就要以孟绍菁教授为榜样,拥有忠诚的操守、广阔的心胸和无私的情怀;而 GSK 中国贪一时之欲、恋一时之财,私念膨胀、律己不严、行为放纵,最终品尝到恶果,从业者要以 GSK 中国行贿事件为警醒,常怀律己之心,常思贪欲之害,把廉洁守道转化为日常的行为习惯,任何时候都把人民的健康放在第一位,构建清正廉洁的医药从业环境。

第七节 仁爱济世

自古以来,我国传统医药伦理道德思想认为"医乃仁术",应以救人为本。我国有很多广施良药、济世救人的名医,如始终秉持"济世救人"行医宗旨的春秋战国名医扁鹊、治病不收诊金的三国名医董奉、"志在救人,心欲济世"的唐朝药王孙思邈、"著手成春,婆心济世"的清朝名医费伯雄、"挂帅抗疫,济世救人"的钟南山院士等。这些伟大的医者,不仅医术高明,而且广施妙药,誓为传道济世,为苍生解除病痛。他们高尚的品德,一直被人传颂,仁爱济世的精神在我国医药道德思想发展过程中产生巨大的影响。当代医药行业从业者要做到仁心、仁爱、仁术,将仁爱济世的药德精神作为毕生的追求。

经典语录

"樊迟问仁。子曰:'爱人'。"

——《论语·颜渊》

"凡大医治病,必当安神定志,无欲无求,先发大慈恻隐之心,誓愿普救含灵之苦。"

"自古名贤治病,多用生命以济危急,虽曰贱畜贵人,至於爱命,人畜一也。"

——孙思邈《备急千金要方·论大医精诚第二》

一、经典释义

"樊迟问仁。子曰:'爱人。'"出自《论语·颜渊》,意思是樊迟问什么是仁。孔子说仁即"爱人"。

"凡大医治病,必当安神定志,无欲无求,先发大慈恻隐之心,誓愿普救含灵之苦。""自古名贤治病,多用生命以济危急,虽曰贱畜贵人,至於爱命,人畜一也。"两句均语出孙思邈的《备急千金要方·论大医精诚第二》(《大医精诚》),是指凡是医德和医术都好的医生治病,一定要安定神志,无欲无求。要有对他人的慈悲同情之心,要有拯救人类疾病困苦的决心。自古以来,有名的医生治病,多数都会用到其他活物来救治危急的患者,虽然人们认为,畜生是低贱的,而人是高贵的,但说到爱惜生命,人和畜生都一样。

117

"仁"是孔子儒学思想的核心。《论语》在对"仁"进行阐释的同时,奠定了"仁"学思想的核心内容是"仁者爱人",儒家医学家称医学为"仁术""医乃仁术""仁者爱人"。孔子"仁者爱人"的思想构成了药德精神"仁爱济世"的主体内涵之一。唐朝医药学家孙思邈将"仁爱观"进一步发展,他的著作《备急千金要方》卷首作《大医精诚》,是医药道德专篇。"凡大医治病,必当安神定志,无欲无求,先发大慈恻隐之心,誓愿普救含灵之苦。""自古名贤治病,多用生命以济危急,虽曰贱畜贵人,至於爱命,人畜一也。"强调医者不仅要技艺高超,而且要拥有超脱的仁爱精神和达到济世的道德精神境界。一切生命皆可贵,身为医药行业从业者,应该心怀仁爱济世的精神,才能济民众之疾苦,解民众之病痛。

【知识链接】

《大医精诚》出自唐代孙思邈的著作《备急千金要方》,《大医精诚》被认为是中国古代医药学史上第一个系统阐述医德思想的文献。《大医精诚》论述医德相关的技术和品德的问题。行医救人,医药学家必须有精湛的技术,对待病人要谨慎小心,认真负责,还必须"博极医源,精勤不倦";行医救人还要求医者要有高尚的品德修养,能够与患者感同身受,看到患者饱受疾病疼痛之苦,就好像自己有一样的感受一样,怀有大慈恻隐之心,自发立下"普救含灵之苦"的誓言。同时在人命关天的事情上不能轻率地炫耀自己的才能和动作快捷,获得名誉,也不能仗着自己的一技之长,获得财物。《大医精诚》是孙思邈医德思想的体现,强调了医者应该有的道德和技能,其影响深远,广为流传,对当代药德教育具有重大的参考价值。

【经典赏析】

《备急千金要方·论大医精诚第二》节选

凡大医治病,必当安神定志,无欲无求,先发大慈恻隐之心,誓愿普救含灵之苦。若有疾厄来求救者,不得问其贵贱贫富,长幼妍媸,怨亲善友,华夷愚智,普同一等,皆如至亲之想,亦不得瞻前顾后,自虑吉凶,护惜身命。见彼苦恼,若己有之,深心凄怆,勿避险巇、昼夜寒暑、饥渴疲劳,一心赴救,无作功夫形迹之心。如此可为苍生大医,反此则是含灵巨贼。

译　文

凡是医德和医术都好的医生治病,一定要安定神志,无欲无求。要有对他人的慈悲同情之心,要有拯救人类疾病困苦的决心。如果有患者来请求医生救治病痛,无论是贫穷富贵,老幼美丑,是仇人还是亲近的人,是交往亲密的还是一般的朋友,是同种族的人还是少数民族,是聪明的人还是愚昧的人,都要一视同仁,对待他们都要像对待亲人一样,不能犹豫不决,考虑自身利弊得失,考虑自己的身家性命。看到病人有烦恼时,就像自己有烦恼一样,内心为之悲伤,不顾忌艰难险阻、日日夜夜、寒冬酷暑、饥渴和劳累,一心只想去救治患者,不能产生推脱和高高在上的想法,像这样的医生才是百姓的好医生。与此相反,就是人民的大害。

二、精神解读

作为医药行业从业者,需心怀天下,厚植仁爱济世的医药情怀,做到"仁者爱人""奉献为人""济世救人",这是药德精神的最终升华。

(一)仁者爱人

医药行业从业者必须怀有一颗仁爱之心。古人云"医者仁心",这里的"仁心"就是指仁爱之心。"仁"和"爱"两者是紧密联系,不可分离的,"仁"是"爱"理念的基础,"爱"是"仁"行为实践的体现。从古至今,对医药行业从业者而言,仁爱之心从其内涵上来说具有三个层次:一是爱自己,爱人要求医药从业者首先要爱自己,要做到自尊、自爱、自重;二是爱他人,推己及人,爱自己的家人、亲戚、朋友、同事、服务对象,为他人着想,能够从他人的角度来考虑问题,同情和尊重他人;三是爱众人,就是要心怀天下,对万物皆有仁爱之心,不分种族、国籍、性别,一视同仁,同时对世界、国家、社会具有强烈的责任意识,关心国家和社会的发展,以救死扶伤为己任,誓为人民群众的健康事业奋斗终生,它是仁者爱人的最高境界。

山东省鲁南制药集团股份有限公司前董事长赵志全,就是这样一个仁者爱人的模范。赵志全以"造福社会,创造美好生活"的赤子之心,满怀豪情,无惧困难险阻,用自己的一生拼搏书写了创业者的传奇。他用 27 年的时间把一个濒临破产的小企业建设成为一个拥有 1 万多名职工、60 亿元净资产的现代化制药集团公司,为社会提供了大量的就业机会。他无私奉献心怀大爱,以崇高的精神树立了企业家的典范,先后荣获"全国劳动模范""全国十大杰出青年企业家"等称号,2016 年 9 月被中宣部追授为"时代楷模"。赵志全改革创新服务社会,他所具有的仁者爱人的精神,值得医药人尊敬和学习。

(二)奉献为人

奉献为人体现的是对人民群众全身心的付出和不求回报的爱。奉献为人,要有责任担当意识,每位医药行业从业者都应该认识到自己承担的责任,秉持对人民生命安全负责的态度,自觉履行好职责;要有工作热情和激情,要把医药事业当成终身事业来经营,全身心地投入平凡而又神圣的工作中去,敢为人先,甘为人梯,用自己的专业知识、专业技能去研药、制药、用药,挽救生命;要能公而忘私,关键时刻冲到最前面,舍小家为大家,无私奉献。

新冠肺炎疫情暴发初期,武汉紧紧牵动着全国人民的心,无数医药行业人士和志愿者们勇敢逆行,夜以继日,奋战在这场没有硝烟的战争中。新冠肺炎疫情防控期间,处处体现了奉献为人。在疫情刚刚发生的 2020 年春节前后,武汉正处于水深火热之中,口罩和医用防护服极其短缺。此时,全国大部分企业都已经宣布放假,但稳健医疗集团有限公司坚持春节不休假,稳健集团的员工牺牲自己与家人团聚、休息的时间,奉献为人,坚持 24 小时奋战在生产医用口罩和防护服的第一线。他们希望通过自己的努力,能够为疫情中的人们以及奋战在抗疫前线的医护人员提供基础保障。一个月内,稳健集团共为武汉生产 11.47 万件医用防护服,提供 1.089 亿只口罩,还有 90% 的口罩都直接送往了一线医院。据统计,在 2020 年春节前后,全国每天的口罩产量为 800 万件,稳健就承担了其中的 1/3。

2020 年 1 月 26 日,雷神山医院动工开建,为保障雷神山医院的建设和运转。武汉江夏区公安分局抽调了一批精干警力筹建雷神山医院警务室,江夏区公安分局大桥派出所副所长李涛作为警务室负责人随即投入工地的保安工作。警务室挂牌后前后共处理 380 余起求助、咨询、纠纷,维护了工地及周边区域的安全稳定。保安工作期间,李涛一直在活动板房休息,不能回家。"爸爸,你什么时候回来呀?"面对儿子的追问,李涛说:"把病毒打败了,爸爸就回来。"妻子常叮嘱李涛多休息、别熬夜,他爽快地笑着答应,转头又投入夜间督导、现场处置工作中。"大家都没日没夜地干,就是希望雷神山医院早点儿'关门大吉'!"2020年4月15日上午,武汉雷神山医院在运行68天后举行休舱仪式,李涛因出色的工作表现被授予"服务之星"奖牌,他激动万分。正是无数个"他们"的无私奉献,才让遭受病毒威胁的武汉人民顺利戴上口罩,才让雷神山医院顺利运行,为防疫取得阶段性胜利做出了巨大的贡献。

作为医药行业从业者,不能把自己的工作仅仅看作一份普通的职业,而应牢记这是一份致力于人民健康的崇高事业,立志不懈追求,甘于奉献为人。

(三)济世救人

济世救人体现的是作为医药人要超脱世俗,心怀苍生,大爱无疆。对于人来说,生命是最宝贵的,失去生命就意味着失去一切。因而,人类在认识世界、改造世界的过程中,都在追求着生命、渴望着生命,医药行业的诞生就是追求和渴望生命的结果。生命无国界,医药行业从业者作为人类生命安全和身体健康的捍卫者,要具备心怀天下苍生的慈悲,践行人类命运共同体的理念,仁爱医药,兼济天下。

疫情无国界。此次疫情中,中国济世救人,展现了大国担当。我国主动向疫情严重的国家和地区伸出援手,先后向多个国家派遣抗疫医疗专家组;提供口罩、防护服、护目镜和新冠病毒核酸检测试剂盒等抗疫物资援助;积极开展国际抗疫合作,与其他国家成立应对新冠肺炎疫情的联合专家组和建立联防联控合作机制;通过与多个国家举行视频会议,积极分享和交流抗疫经验,我国发布的多版新冠肺炎诊疗方案和防控方案也被译成多种文字在世界范围内共享。2020年5月18日,习近平总书记在第73届世界卫生大会视频会议开幕式上发表题为《团结合作战胜疫情 共同构建人类卫生健康共同体》的致辞,提出"让我们携起手来,共同佑护各国人民生命和健康,共同佑护人类共同的地球家园,共同构建人类卫生健康共同体!"充分体现了我国济世救人的大爱胸怀和崇高境界。

仁爱济世是医药行业从业者不断追求的精神境界,从业者要身体力行,彰显仁爱,无私奉献,以济世救人为己任,用自己的实际行动服务人民群众,真正赢得人民群众的认可。

三、案例分析

纵观古今,一些医药名家都用自己的实际行动践行仁爱济世这一药德精神。药神神农氏尝尽百草,救治人民大众;药王孙思邈大医精诚,悬壶济世;钟南山挂帅抗疫,奉献为人,他们的举动体现的是家国情怀、济世情怀,都是仁爱济世精神的生动写照。

（一）神农尝百草

1.案例简介

我国自古以来就有"神农尝百草,始有医药"的传说。神农氏本是三皇之一,出生在烈山的一个石洞里,传说他牛头人身。由于他的特殊外形和勤劳勇敢,长大后被人们推为部落首领,因为他的部落在炎热的南方,所以,大家就称他为"炎帝"。

在远古时代,人们靠狩猎生存,但因为工具简陋,捕捉到的野兽往往不够吃。怎么解决吃的问题呢? 炎帝就教大家耕田播种庄稼,种出粮食后让大家食用。他还带领大伙制作各种农具,大兴水利,教大伙识别五谷,种植百果,使人类能够世世代代地生存下去。因此,人们又称炎帝为"神农"。

神农不仅是农业的发明者,也是医药之祖,有"神农尝百草,日遇七十毒"的传说。远古时期,百姓以采食野生瓜果、生吃动物蚌蛤为生,腥臊恶臭伤腹胃,常有人受毒害得病死亡,寿命很短。在疾病面前,人类一点办法都没有,只能等死,神农心里很是焦急,为了济世救人,他决心要亲自尝遍所有的植物。这样,就可以知道什么是可以吃的,什么是不能吃的;什么是有害的,什么是能够治病的。

神农为了辨别百草之滋味,了解百草之平毒寒温之药性,跋山涉水,行遍三湘大地,不惜"一日之间而遇七十毒",故先民尊他为"药神"。神农在尝百草的过程中,识别了百草,发现了具有攻毒祛病、养生保健作用的中药。他教民众食用不同的草药治不同的病,为"宣药疗疾"还刻了"味尝草木作方书",这便就是中药学的发端。随着时间的推移,积累的药物越来越丰富,并不断得到后人的验证,逐步形成了中国最早的中草药学的经典之作——《神农本草经》。

2.案例解读

神农是传说中的人物,也可能是人们虚构的神话人物,但是他的故事世代相传,历代群众尊崇他、传颂他。神农氏拥有高尚的道德,忧心民间疾苦,为了让大家能有办法面对疾病,亲尝百草,找出能够入药的植物,最终也在尝百草的过程中献出了自己的生命。正是这种舍身为人、无私奉献的崇高品德被历代尊崇并传颂。

（二）药王孙思邈

1.案例简介

孙思邈(560—682年),京兆华原(现陕西铜川市耀州区)人,是唐代著名的医药学家,他医术精湛,道德高尚。直至今日,孙思邈一直被人们所敬仰、传颂,后世尊称他为"药王"。孙思邈儿时体弱多病,常常要请医生诊治,散尽家财,因此,他立志从医,以医为终身事业,立志济世活人,将自己的全部精力都倾注于医学研究。孙思邈勤奋钻研名医著作并十分重视民间治病经验,为得一方一法,不惜千金,以求真传;常常不远千里、跋山涉水虚心请教,他辗转于五台山、太白山、终南山、峨眉山等地,采集药材、炮制药物,提炼丹药,深究药性。652年,孙思邈认真总结了唐代以前的医药理论、临床经验,并根据自己多年的医疗实践,终著成《备急千金要方》和《千金翼方》,为我国医药学的发展做出了巨大贡献。

孙思邈道德高尚,从医时一直秉承"仁爱济世"的理念。他一生以济世活人为己任,对病人具有高度的责任心和同情心,提出"大医精诚",要求医生对技术要精,对病人要诚。他认为,行医药之人必须以解除病人的痛苦为唯一职责,对于其他应无欲无求,对待病患应一视同仁,没有高低贵贱、性别、种族的区别。他始终践行自己的从医理念,用尽毕生精力全心全意救治患者,实现自己的从医志向。孙思邈是我国医药道德思想的创始人,被西方称为"医学论之父",是与希波克拉底齐名的世界医德名人,是后世医药人学习的楷模。

2.案例解读

孙思邈大医精诚,悬壶济世,深受世人爱戴,被后人尊称为"药王"。在行医过程中,孙思邈一直以"志存救济"作为一生追求的目标,他把人的生命看得比千金更贵重,对患者怀有仁爱济世之心,他治病救人的事迹被人们口口相传,其影响经久不衰。

（三）钟南山:84岁的抗疫逆行者

1.案例简介

2020年1月18日,在一列广州开往武汉的高铁上,一位老人在餐车小憩的照片刷爆网络,引起广泛热议。只见照片中的老人满脸疲惫,眉头紧锁,正在闭目养神,身前是一摞摞翻看中的文件,这位老人就是84岁的抗疫逆行者、中国工程院院士钟南山。这一天,钟南山接到赶往武汉的紧急通知。时值春节前夕,当天已无飞机航班赶往武汉,火车票也非常紧张。几番周折,钟南山才挤上了傍晚5点多从广州南开往武汉的高铁。上车无座,他被安排在餐车一角。因走得匆忙,他甚至没有准备羽绒服,只穿了一件咖啡色格子西装。

钟南山院士是一位真正的无双国士。从2003年的非典疫情到2020年的新冠肺炎疫情,钟南山已成为中国人民最为信赖的疫情防控的发言人。17年前,他领军战非典,17年后,又是他披挂上阵,四处奔波,冲到抗击新冠肺炎疫情的第一线,给全国人民吃下"定心丸"。2003年,钟南山院士说,"把重病患者都送到我这里来"。2020年,武汉疫情处于严重的暴发阶段时,钟南山院士对全国人民公开表态说:"我总的看法,就是没有特殊的情况,不要去武汉。"然而为了遏制疫情,84岁高龄的他不顾个人安危,义无反顾地冲到了武汉防疫的第一线。医者仁心,济世救人,虽千万人,吾往矣。有媒体这样评价钟南山:他有院士的专注,国士的担当,战士的勇猛。他回应最多的一句话是:"我不过是一个看病的大夫。"

2. 案例解读

钟南山为天地立心、为生民立命,他的所作所为,令人敬服。钟南山一路走来,支撑他前行的一是党和国家、人民对他的信任,这一家国情怀终生不渝;二是他自青少年时期就誓言以医报国,以医救人的理想抱负。他始终用自己的行动,生动诠释着医者的仁爱之心、学者大义和济世救人的情怀。

仁爱济世是药德精神的升华,是医药行业从业者毕生追求的目标。只有仁爱永葆心中,才能为医药事业无私奉献;只有构建宏大的世界观和人生观,才能心怀苍生,悬壶济世。无论是"舍身为人,无私奉献"的药神神农氏、"志在救人,心欲济世"的药王孙思邈,还是"挂帅抗疫,济世救人"的院士钟南山,他们都是从业者学习的典范。从古至今,正是因为有这些心存大爱、济世救人的医药人,中国的医药事业才能够蓬勃发展,人民群众的生命安全才有了更多的保障。

第五章　药德的实践

药德实践亦称"药德活动",是医药行业从业者在工作、生活中受到药德指导和影响而进行的个体或群体活动。药德实践随着社会经济的发展、科学技术的进步而不断发展,它的实施路径也随着社会关系的变化而变化。本章在探讨药德实践原则和具体实践路径的基础上充分展现药德实践的全过程,并对药德实践路径的可行性和效果进行综合评估,进一步加强路径的选择、完善和拓展。

第一节　药德实践原则

医药行业从业者的药德理念的确立,药德行为与习惯的形成,是教育外因与受教育者自我教育、自我修养、自我实践、自我完善等内因综合作用的结果。合理有效的药德实践能帮助医药行业从业者在实践中实现药德的自我觉醒、自我改造、自我提升。开展药德实践必须遵循自省性原则、真实性原则、互动性原则和差异性原则。

一、自省性原则

自省即自我省察,自我反省,出现问题从自身角度分析,寻求解决方法。在药德实践中实现"一日三省",做到药德三问:我领悟药德内涵了吗? 我的从业行为遵循药德了吗? 我在传承药德的过程中足够用心了吗?

(一)践行自省性原则的必要性

医药行业从业者往往会面临经济利益的诱惑,如果不能及时自省,不能主动抵制不良诱惑,必然不能在从业过程中主动践行药德。医药行业从业者在药德实践中要时刻对自己的行为进行自省自察,有利于更好地将理论与实际相结合去思考和改进行为方式;有利于更好地明白自身所承担的社会责任和义务;有利于更好地认识药德实践的目的,做到持之以恒。

(二)践行自省性原则的要求

1.贵在药德实践的早期准备

践行自省性原则应从药德实践的前期准备入手。人们在实践中处于顺境时一般不会去自省自己的理念和行为,即使遇到困难,遭遇挫折也不一定会深入分析自查。因此,实践个体在药德实践方案确立时就要敢于挖掘自己内心深处的缺点和不足,勇敢地自我批评、自我教育,通过这种主动行为,才能把自省性原则内化到自我意识中。

2.贵在药德实践的点滴积累

践行自省性原则,必须从点滴做起。实践个体在每个实践阶段都要衡量自己的行为和态度是不是符合药德的准则和规范。碰到问题时,更要充分认识到自身不足,切实采取行动去纠正自己的行为缺陷,努力做到对每个问题点的自省,从而以点带面。在实践中也要推己及人,积极、自发地与其他实践个体交流开展药德讨论,把自己的问题与其他实践个体或对象广泛交流,共同纠正、共同提高。失败后要自省,成功后更应自省。"满招损,谦受益",当一个又一个成功到来时,更要保持清醒头脑,保持自省自律,才能成为一名合格的医药行业从业者。

3.贵在药德实践的全过程坚持

"君子博学而日参省乎己,则知明而行无过矣。"实践者应该明白自省也贵在坚持,没有持之以恒的自省自律,实践将一无所获。药德实践过程比学习过程更为不易,必须付出更大的努力,进行长期的坚持并自省才能更好地领悟药德核心精神。医药行业从业者要主动通过多种途径参与药德实践,把药德实践贯穿自己的职业生涯,不断自省、总结,不断提升、传承和发扬药德。

二、真实性原则

真实性原则又称客观性原则,指尊重客观条件和事实,不夸大,不伪造,不改变事物原貌。在药德实践中遵循真实性原则,实事求是地传承古今中外优秀的医药文化,坚决反对医药产品制假售假行为,坚决反对虚假广告与宣传。

（一）践行真实性原则的必要性

医药行业的特殊性要求从业者在药德实践中必须遵守真实性原则,这是职业道德最基本的体现。医药行业从业者只有在从业领域的每一个环节真实处事,对践行药德才有更深刻的体悟,才能真正将药德内化于心,外化于行。

对于患者等医药行业的服务对象来说,由于接受服务时信息不对称、药害事件的报道以及虚假宣传等的影响,很多时候会对医药行业从业人员产生误解。践行真实性原则,把真实情况恰当地展现给服务对象,有利于调和从业者和服务对象之间的关系,有利于从业者更好地服务大众。

（二）践行真实性原则的要求

1. 尊重客观事实,学习真实事迹

在药德榜样教育过程中,必须学习榜样的真实事迹。不论是古代的榜样还是当代的榜样,不管是国内的还是国外的榜样,都要了解他们真实的事迹,才能真正感受到他们也与普通人一样有血、有肉、有感情,是普通大众中的先进者。只有这样,实践者才能够对榜样产生一种亲和力,自发地提升药德信念,增强做好医药健康事业的责任感。

2. 保护真实信息,反对制假售假

在药德实践中要积极投入真实的实践场所和环境。面对一些利益和诱惑,缺乏真实信息,可能会在无意中做出制假售假行为。因此,实践者只有时刻秉持真实性原则,坚决保护真实的信息和数据,提高药德意识和信念,通过不断自省,才能坚决抵御、反对制假售假行为。

3. 系统参与实践,传承优秀精神

药德实践也是一个系统过程。古今中外优秀的医药道德是医药文化中的精华。系统参与实践,能更好地传承药德精神。在实践前进行详细调研和周密策划,确定实践的内容和形式,为传承打下基础;实践中认真参与,辨析传统文化中的药德理念,及时发现问题、解决问题,做到对优秀精神进行提炼;实践后及时合理地总结经验教训,建立药德实践成果汇报机制,在药德核心精神外显强化的过程中使实践者对药德核心精神更好地进行内化吸收。

三、互动性原则

互动性原则即在药德实践过程中,实践者彼此之间,以及实践者与其他人员之间加强交流沟通的原则。互动性原则的本质在于尊重或体现实践成员的主体地位和作用。在民主平等的情境下,引导实践者进行多维信息的深入交流。药德实践过程既需要智慧,也需要情感的参与。

（一）践行互动性原则的必要性

药德实践活动的开展离不开各种实践场景,离不开与其他人员的互动。在实践中与服务对象的互动,能使实践者真正了解服务对象的需求和心情,知道如何尊重生命以及作为医药服务人员应有的态度;与实践导师、行业专家的互动,能帮助实践者提高分析实际问题、解决问题的能力,特别是处理在实际工作中遇到的一些道德两难或道德选择的问题;实践者彼此间的互动,有利于对药德内涵进行讨论、辩论,拓展思路,更广泛深刻地理解药德内涵。

（二）践行互动性原则的要求

1.加强与服务对象的互动

药德实践中与服务对象的互动是最基本、最广泛的互动。首先要明确服务对象合理正当的真实需求,尽自己所能去满足他们;其次,要了解服务对象对实践个体服务能力和品德行为的看法,获得反馈并及时强化在服务过程中对药德的践行,展现医药行业从业者应有的精神面貌;再者,在互动中让服务对象了解医药行业的真实情况,深化服务对象对医药行业和行业工作者的理解、信任和认可;最后,与服务对象的互动要以诚信、仁爱、助人的态度为基础,与服务对象一起分析医药行业正反面事件和对事件做评价,要能在接纳服务对象的各种情绪的基础上,探讨解决药德问题的方法途径。

2.加强与实践导师、行业专家的互动

首先,导师、行业专家对实践个体的影响,体现在人格魅力的影响上。独特的人格魅力对实践者的药德内涵认识、药德实践能力以及药德核心精神的养成都有重要影响。其次,导师、行业专家对实践个体的影响体现在实践探讨的过程中。导师、行业专家掌握了实践的科学方法,也能判断实践者的大体水平,进行针对性地指导。最后,导师、行业专家的影响体现在实践资料的收集上。导师掌握的药德教育和实践的资料以及收集方法对实践者都是有益的。实践者在实践中除同伴外,接触最多的就是导师,主动加强与导师各方面互动,能潜移默化地受到导师的有益影响。

3.加强实践同伴间的互动

实践中的同伴互动也可以叫作同伴辅学。同伴之间由于在背景、人生阅历等方面存在众多相似性,因此在实践过程中可以进行平等互动,能够显著提高实践成效。同伴互动能充分运用群体间产生的动力激发成员潜能,发挥团体的自我教育辅导作用,促进成员共同成长。可见,将同伴互动系统地融入药德实践是一种良好的方式。同伴互动可以通过组建小组、确定药德目标、自主设计药德实践方案、进行小组评估等步骤实施。这种方式的效果体现在两个方面:一是实践者可以学习如何更好地依靠团队或引领团队应对药德问题;二是充分运用了合作学习理论,通过互动合作学习,能够多角度听取意见,取长补短,对于多视角看待药德问题具有积极意义。

四、差异性原则

药德实践的差异性原则,就是要根据医药行业不同人群、不同个体的药德状况及其特点,采取针对性的实践方法和手段,开展药德实践活动。差异性方案设计可以针对群体也可以针对个体,可以针对医药企业的不同操作岗位个体,也可以针对医药类高校不同专业的学生。

(一)践行差异性原则的必要性

每个实践个体的个性特点是不同的,他们的生活经历也有不同。不仅如此,他们的个性特征和现实生活也在动态变化中。因此,他们在年龄、性别以及智力、体力、心境、习惯等方面的差异是客观存在的。践行差异性原则是对实践个体的尊重和重视,有利于在实践过程中把个体当作具体指导和服务对象;有利于发挥不同个体的优势,为他们在实践中的自我管理、自我教育、自我服务提供互补的资源;有利于实践个体在审视团队药德实践目标完成情况的基础上,对自我药德素养提升等目标完成程度进行评估;有利于培养每一个实践者的独特性。

（二）践行差异性原则的要求

1.尊重个体差异，注重个性化

在药德实践活动中应尊重个体差异，注重符合个体个性化的要求，合理引导，使不同实践个体都能在实践中获得与其特点相适应的发展。在实践开始前就要对实践个体进行充分的调研，了解实践个体药德水平的状况和不同特点。根据实践个体的差异设计不同的实践方案（包括在一定时间内目标的达成程度）、把控实施过程、打造多种平台，同时促进不同水平的实践个体形成互动交流，这样才能保证实践取得良好效果。

2.区分药德和医德实践，避免同质化

我国古代医药长期不分家，但各有侧重。20世纪30年代前后，逐渐形成了既有明确分工又有联系的两大学科，医德和药德教育也逐渐分开。医德实践注重医务人员在门诊、临床、护理、预防保健等医疗活动中的职业道德。药德实践注重以医药产品为中心的各环节的理论贯彻和活动实施中的职业道德。以往开展医药道德实践，医德实践占比较多，药德实践则少之又少。但医药产品是直接发挥治疗作用的载体，从这种意义上说，药德是医德的基础。相比医德实践，药德实践内容更丰富，形式更多样，领域更宽阔，关联人员更广泛。因此，药德实践与医德实践同样重要，各具特色。

3.强化药德特色，形成实践品牌

药德实践是以医药产品为中心的道德实践活动，所以在场所、人员、实践内容上都要体现足够的"药"的特色，要注重形成品牌。在医药类高校和医药企业中，要深入挖掘药德资源，针对不同实践群体的特点，设计不同的药德实践品牌活动。在医药类高校，应把药德实践贯穿于校园文化建设和第二、三课堂等实践教育活动中，要兼顾不同专业不同水平层次的学生，如针对制药类专业学生应开展车间操作类实践活动，强调良心制药和工匠精神；面向药品经营专业学生应开展模拟药店经营等药德实践活动，强调诚信经营；也可以开展医药职业生涯规划设计活动，要求内容体现不同专业学生各自的特点和药德培养方向。在医药企业，应结合实际工作要求开展药德实践，要兼顾不同岗位、不同水平层次的员工，如开展岗位药德行为大比武活动、岗位药德标兵评选、药德知识竞赛等。

第二节 药德主要实践路径

药德实践不同于普通的医药技能实践,它要求医药行业从业者以药德核心精神培养为目标,以行为选择和习惯养成为路径,以境界提升为展望,全面提升药德素养。药德实践主要在医药类高校和医药企业中展开,主要路径有药德氛围熏陶、药德活动参与、药德团队训导、药德榜样示范等。

一、药德氛围熏陶

药德氛围熏陶主要通过医药类高校和医药企业的药德氛围营造来实现。"近朱者赤,近墨者黑",环境氛围对人起着浸润与熏陶的作用,身处不同环境的实践者对同一客观事物会有不同的诠释。药德氛围的营造体现了医药行业、院校独特的风格,在一定程度上反映了医药人才培养理念、精神价值和文化积淀。作为一种隐性育人方式,在对实践者的药德理念、准则及规范养成中具有润物无声的作用,也是大学生核心价值观教育的一个重要实践手段。

(一)感受校园药德氛围

校园药德氛围对于医药类高校学生药德理念的形成具有一定的影响。校园药德氛围包括物质文化氛围和精神文化氛围两方面,物质层面体现在学校的一草一木、一砖一瓦等;精神层面体现在校风、校训、医药人誓词、校园文化活动等,它影响着学生药德行为的养成和提升。

医药类高校学生是医药行业的准从业者,使其在校园内感受浓郁的药德氛围对践行药德至关重要。首先,学校可以通过设置校园独特的药德文化景观:校园海报、横幅、橱窗、医药人誓言板、校训墙、医药楼道命名、医药名人事迹介绍、药企信息及文化介绍等,潜移默化地提升学生药德素养。其次,可以组织开展校园药德教育主题活动,如:药害事件即时跟踪活动、医药职业规划大赛、药德讲堂、药德辩论大赛、医药技能竞赛等活动。通过这些活动使学生更深地融入医药职场环境,加深对药德内涵的理解和认同,树立正确的价值观,为以后医药职业生涯顺利开展奠定基础。最后,学校与社区、医院、医药企业等可以开展长期合作,打造实习实践平台。如组织学生走访社区,开展安全用药宣传和介绍;走访医药企业、专家,了解药德对于企业和行业发展的重要作用;在医药企业的不同岗位实习,体会不同部门、不同岗位的药德氛围。

(二)感受企业药德氛围

医药行业从业者可以通过企业内部网站、培训、讲座、企业期刊等多种载体感受药企的药德氛围。企业开展的员工知识竞赛、医药技能比武和评优评先等活动也体现着药企的人文精神。促使员工感受药企氛围,是提升药德的直接途径。首先,企业可以通过企业网站宣传企业的愿景、使命、价值观、宗旨等,让员工感受药德氛围,领悟企业和自身承担的重要社会责任。其次,实践者可以在医药技能比武过程中体会专心致志的工作态度和精益求精的工匠精神,从而在创先争优、比学赶超中感受企业的药德氛围。最后,企业在岗前培训中可以组织准员工参观生产车间、药企门店、仓储配送中心等,观察了解场所的布置及工作要求,感受从业人员精益求精、诚实守信的药德精神。

实践活动举例:

【活动名称】 药德文化网络竞答活动

【目标和意义】 进一步加强公司药德文化建设,传承创新企业文化内涵,促进广大员工学习并深入理解企业文化中的药德核心精神,在公司范围内营造浓厚的药德学习氛围,推进药德文化在全公司范围内传播。

【活动设计】

1.活动实施步骤

(1)活动宣传。通过线上线下相结合的方式做好活动前期宣传,让实践个体了解活动对药德核心精神学习和传承的意义。

(2)组织报名参赛。各部门组织本部门员工积极报名并参与线上竞答。

(3)奖项设置。设置一等奖、二等奖、三等奖和优胜奖若干名并颁发奖品。

2.活动内容

(1)宣传企业文化及蕴含的药德核心精神。

(2)答题内容包括企业文化的多个维度以及对应的药德核心精神,产品蕴含的品牌价值、企业的发展历程和理念形成、企业药德先进人物的事迹。

（3）颁奖交流。获奖者可与其他员工互动,分享学习心得,理解药德核心精神。

（4）领导点评。公司领导对活动进行点评,鼓励员工积极学习企业文化,传承药德核心精神。

3.活动要求

（1）积极组织、广泛动员员工参与。

（2）领导点评要富有感染力,能激发全公司员工对药德核心精神产生共鸣。

（3）鼓励员工在赛后撰写"药德核心精神之我见"心得体会。

二、药德活动参与

通过开展药德实践活动,使医药行业从业者更好地将药德知识应用在实践中,加强职业体验,深刻领会药德核心精神,发现不足,及时修正。

（一）主题教育

药德主题教育是药德实践活动的内容之一,是有主题、有目的地开展促进实践者身心发展的教育活动。药德主题教育活动包括主题论坛讲座、主题班会、主题演讲、医药经典阅读等多种形式。通过药德主题教育活动平台建设,使实践者了解药德的基本内容,引导实践者正确认识当前医药行业的药德现状,深入理解药德内涵,提高自身的药德素养,自觉遵守药德,主动践行药德。

药德主题教育活动包括:"质量唯尚,匠心筑梦"主题讲座,激发实践者对岗位工作精益求精的精神;"大医精诚"中华医药经典阅读活动,让实践团队开展阅读活动并撰写心得;"敬畏·让生命放光"主题活动,通过情景剧、主题视频、优秀案例分享等层层深入,解读敬畏生命的内涵;"修己以敬,忠于职守"药德养成论坛,邀请专家并选拔优秀实践者参与论坛,开展主旨演说或讲座,激发实践者爱岗敬业的崇高情感和履职守信的责任意识。

实践活动举例:

【活动名称】 "敬畏·让生命放光"主题学习会

【目标和意义】 通过"敬畏·让生命放光"主题学习,使实践者深刻认识敬畏生命是药德的基石,对生命缺乏敬畏是医药行业不良事件频发的重要原因之一。要树立和弘扬生命至上的理念,将维护人民健康放在首位,关爱服务对象。

【活动设计】

1.活动实施步骤

(1)主题学习会内容和流程设计。通过敬畏生命主题视频、优秀案例分享、主持人点评等环节层层深入,强化实践者的认识。

(2)通过线上线下相结合的方式发布学习会主题、流程、目的和意义。

(3)确定主持人(可由企业领导或导师担任)。

(4)准备主持人主题视频和文字材料。

(5)学习会召开前,分小组围绕敬畏生命开展主题讨论,凝练小组观点,组长撰写发言材料。

(6)召开主题学习会,主持人总结点评。

2.活动内容

(1)开题明意。主持人做开场发言,宣布主题学习会开始。

(2)敬畏生命内涵探讨。观看主题视频,使实践者从生命伦理学角度深入认识"敬畏生命"。探讨传统医药文化中蕴含的"敬畏生命,以人为本"的精神,鼓励各小组枚举案例,积极讨论,进一步深化对医药行业"敬畏生命"的重要内涵与意义的认识。

(3)抗疫典型事例分享。每组分享一个在抗击新冠肺炎疫情中医药行业从业者尊重生命的优秀典型事迹,引发"生命至上"的强烈共鸣。

(4)反面事件警醒。列举由不敬畏生命导致疫情蔓延或产生严重药害事件的反面案例,每组讨论事件发生的原因和实质,怎样能够避免发生药害事件等,引发实践者对"敬畏生命"的深度思考。

(5)总结点评。每组代表总结发言,主持人总结点评。

3.活动要求

(1)学习会内容典型、生动,紧扣主题,能引发实践者的共鸣和深入思考。

(2)实践者是主体,要发挥他们的参与性、互动性、合作性和探究性。

(3)主持人要充分发挥引导和推进作用,充分准备,分析点评到位。

(4)会后,结合主题每人撰写不少于800字的心得体会。

（二）志愿服务

志愿服务是指个人或群体为改善社会、促进社会发展，无偿、自愿、主动地付出时间和精力，开展社会服务工作。"奉献、友爱、互助、进步"的志愿精神与药德核心精神一脉相承，药德志愿服务就是医药行业从业者不求回报，自愿为社会大众提供医药相关服务的实践过程。开展此类活动能促进实践者对药德完成"知""情""行"的良性转化，坚定为全民健康和社会进步服务的信念。要利用好共建的志愿服务平台，发挥医药行业从业者的专业优势，提供各种志愿服务。如"药学健康服务进社区"活动，开展安全用药志愿宣传，为社区居民义诊、赠药，为老人建立健康档案等；"医院门诊导引志愿服务活动"，组织实践者走进医院参与门诊导引、维持秩序和咨询服务；"中药材知识普及活动"，组织实践者走进学校开展主题宣讲，宣传中药材知识，并现场演示制作中药材标本；"中药种植园交流活动"，组织实践者到中药种植园等中药材种植基地与负责人进行交流，宣传中药种植采摘等知识，现场展示操作，达到为种植基地提供智力支持的效果。这些志愿服务活动有利于医药行业从业者坚持药德理念，促进药德核心精神内化于心，外化于行。

实践活动举例：

【活动名称】　"安全用药、健康相伴"志愿服务

【目标和意义】　通过组织参与"安全用药、健康相伴"志愿服务活动，促使实践者感受到安全用药的重要性，有助于实践者树立安全用药、谨慎用药、精准用药的药德理念。

【活动设计】

1. 活动实施步骤

（1）通过线上线下相结合的方式做好前期宣传，发布活动内容、流程，明确活动目的、意义等。

（2）志愿者招募及队伍管理。招募志愿者，并选出一名队长，负责确定活动行程、开展志愿者培训等。

（3）知识培训。邀请专家对志愿者开展专业培训。

（4）活动安排。走进社区，开展居民安全用药宣传。

2. 活动内容

（1）安全合理用药宣传。宣传《药品管理法》，普及药品与非药品的辨

识、购买和使用要求等知识,引导居民树立合理用药的观念,形成安全用药意识。

(2)家庭药物大检查。帮助居民检查家中所储存药品的保管情况、有效期等,宣传过期药品处理方式,减少和避免随意丢弃过期药品等不环保行为,引导居民形成正确用药、安全用药的良好意识。

(3)常规药物鉴别与养护知识宣传。介绍假冒伪劣药品的辨认方法,宣传常用药物的辨别和贮藏知识,避免居民上当受骗,促进居民用药安全。

3.活动要求

(1)在活动开始前认真做好部署,事先联系,争取社区、物业、居委会等部门的支持,制订详细的活动预案。

(2)佩戴志愿服务标志,统一着装。

(3)与社区合作,建设长期志愿服务基地,组织医药企业员工或医药类高校学生定期参与志愿服务,并撰写志愿服务报告。

(三)社会实践

药德社会实践是指实践者在导师的指导下,以强化药德知识学习、获得药德实践经验、增强社会责任感为目的,走出企业、学校,走向社会,开展社会调研、生产劳动、教育宣传等社会活动的总和。药德的社会实践活动形式多样,可以组织实践者参与药德调研、实地宣传、走访专家等实践活动,促发实践个体的责任感和求知欲,体验社会对药德的重视,了解药德的发展现状和趋势,强化药德精神,不断提升服务医药行业的能力。

实践者可以制定实践目标,并设计内容丰富和形式多样的活动。如开展"药德碗"社会调研活动,集中收集药德实践活动中的一些问题进行探讨;组织药德寻访活动,实地走访,收集各方药德人物、事迹、精神理念等素材,使实践者有更直观的感受;组织"专家面对面"活动,访谈医药企业领导、行业专家,分析当前药德建设存在的问题、解决措施及未来的发展方向。

实践活动举例:

【活动名称】 "药德碗"社会调研活动

【目标和意义】 通过组织实践者参与"药德碗"社会调研活动,把通过调研形成的所有复杂药德问题都置于"药德碗"中,帮助实践者体验多种职业场景,近距离接触并探讨解决复杂药德问题,提升实践者面对药德问题的分析处理能力和团队合作能力。

【活动设计】

1.活动实施步骤

(1)通过多媒体信息平台做好前期宣传,发布活动内容、流程,明确活动目的、意义等。

(2)志愿者组织实践者积极报名,分成若干组,每组选定一名组长。

(3)实践前培训。邀请专业导师组织实践者开展活动前培训,包括实践的内容,操作规范,实践纪律,注意事项等。

(4)实践活动周。各小组分别在药品生产企业、药品经营企业、医疗机构、药品监管部门等参与至少一周的实践活动。

(5)方案PK大赛。各小组抽取"药德碗"问题,用一周时间准备解决方案,最后进行方案PK,选取解决实际问题的最佳方案。

2.活动内容

(1)医药岗位实践。各小组分别在不同岗位进行实践,学习岗位操作内容,践行药德准则和规范,并通过实践调研形成一系列的药德问题,把各组获得的所有药德实际问题置于"药德碗"中。

(2)导师选取调研中典型的若干实际问题,各组就抽取的问题展开充分的讨论,并设计解决方案。

(3)医药实践问题解决方案PK赛前准备。活动评委由药德导师、企业专家、单位领导等担任。参加比赛各组在赛前三天能看到其他组的问题,不仅要积极讨论本组问题的解决方案,而且要对其他组问题进行讨论和分析。

(4)医药实践问题解决方案PK赛现场。各组陈述本组解决问题的方案,对别组陈述的解决方案进行质疑,回答活动评委提问。最后,活动评委点评。

3.活动要求

(1)在活动开始前认真做好部署,联系实践单位,安排好实践岗位及相关实践事宜,确保实践顺利完成。

(2)实践方案要求主题鲜明,内容丰富,有符合药德内涵的观点及对策措施。

(3)阐述时发音清晰,用语规范,表达流畅,富有感染力,能激发在场观众对药德核心精神的共鸣。

（4）参赛各组应着装正式，举止自然，陈述与辩论大方得体。

（四）实验实训

实验实训主要针对即将走上新的工作岗位的医药行业准从业者，能让他们直接体验职场环境，直面职场中的行为选择，有助于实践者强化药德理念、遵循行为准则和规范。

职场情景模拟活动是药德"自建构"的有效载体，是根据药德核心精神，有针对性地设计医药行业职场情景，让实践者扮演职场角色，在高度仿真的职场情景中感知药德核心精神，提高药德素养的实践活动。职场情景模拟活动可包含药害事件模拟新闻发布会、模拟药店经营、模拟医药职业经理人等多种形式。通过职场情景模拟活动，引导实践者深刻认识药德缺失带来的严重后果，加深对药德核心精神的理解和认识。

医药岗位模拟操作是药德实训的主要方式之一。组织者通过展示企业工作流程，让实践者模仿企业标准严格执行操作，帮助实践者了解岗位的职责和生产经营一线的规范，明确即将从事岗位的药德要求。如医药商品储运员操作，要求实践者首先掌握医药知识、物流知识、法律法规等基础知识，其次按照规范开展入库验收、储存养护、出库复核、运输配送等实操训练。实操训练中要求实践者反复进行入库、出库训练，对实践者的操作点进行打分并要求优化操作流程。通过模拟操作训练，不仅能够让实践者熟练掌握技能，而且可以对药德核心精神有更深入的理解和体验。

实践活动举例：

【活动名称】 药害事件模拟新闻发布会

【目标和意义】 举办药害事件模拟新闻发布会，旨在通过对医药行业领域出现的违法违规事件的模拟新闻报道，培养实践个体对药害事件的分析、判断、预防和纠正的能力，体悟"用药如用刑，刑不可误，误则干人命，用药亦然，一误便隔生死"的深刻内涵。

【活动设计】

1. 活动实施步骤

（1）通过药德课程、网络信息平台开展前期宣传，发布活动主题、流程，明确活动目的、意义等。

（2）确定主题,组建由地方政府、行业主管部门、医药企业发言代表组成的若干支新闻发布代表团队,选拔发布会主持人,确定主持词及记者团。

（3）为每支新闻发布代表团队配备相关专业导师,带领团队在发布会前收集药害资料,剖析问题,理解药害事件危害,探讨处置方案和回应公众原则等。

（4）新闻发言团队围绕主题,召开一场药害事件新闻发布会。

（5）邀请企业主管、相关专家、专业教师等担任新闻发布会评委。

2.活动内容

（1）新闻发布会开始。主持人宣布开始,并介绍本次新闻发布会主题、药害事件发生背景和主要情况。

（2）新闻团队发言。新闻团队紧密结合主题,站在代表方立场,全面地分析事件,深刻、准确地阐明观点,做出正确判断。

（3）现场记者提问。记者事先对药害事件背景、情况、公众需求和态度都做好充分的调查和分析,发言具有针对性。

（4）评委点评。从对药害事件的剖析、处理及对药德核心精神的体现、感受程度等视角对参赛代表团队表现进行点评。

（5）宣布结果。根据每支新闻团队的新闻发言、答记者问等环节的综合表现评定结果。

3.活动要求

（1）各团队在前期做好充分准备,充分查阅资料,围绕主题制作新闻发布会背景介绍 PPT、撰写发言稿。

（2）发言要紧紧围绕新闻发布会的主题,各方代表都要从己方立场正确剖析看待药害事件,深刻、准确阐明本方合理观点。

（3）记者控制提问时间和次数。

（4）实践者结合药害事件新闻发布会主题撰写心得体会。

三、药德团队训导

药德团队训导以医药行业从业者可持续发展为培养目标、岗位需要为依据、药德养成为重点、真实案例为载体、药德活动为平台,按照"意识培养—目标设定—行为养成—应用拓展"的理念设置每一次训导内容。通过一系列的情境训导练习,使实践者掌握药德核心精神的内涵。团体训导过程中要设定目标和任务,合理安排学时。训导前导师应充分准备好相关内容资料,实践者根据团队训导要求搜集整理好资料,形成个人观点,在讨论中积极发言,遵守实践课堂纪律,按时提交课后作业。

（一）药德意识培养

1. 任务设置

学习情境	药德意识培养
学习目标	1. 明确药德的内涵。 2. 了解药德核心精神的本质。 3. 明确药德核心精神的意义和价值。 4. 理解药德 7 个核心精神之间的关系。 5. 形成正确的药德意识。
任务描述	1. 掌握理论知识。 2. 组成实践小组。 3. 设计并发放问卷,了解医药行业从业者对药德核心精神的认识现状。 4. 导师介绍分析药德意识培养的相关案例。 5. 导师引导实践者结合案例对药德核心精神进行小组头脑风暴。 6. 小组之间开展主题辩论。 7. 通过对药德问题的研讨,将本次训导与实践者的专业学习、技能培养、职业选择相结合,自觉形成培养药德核心精神的意识。 8. 实践者实地寻访调研,感悟药德核心精神的意义和价值。 9. 实践小组完善训导方案表。 10. 导师点评并归纳总结,综合各小组表现,做出结果性评价。
任务要求	1. 搜集、整理资料,积极思考,勇于表达个人观点。 2. 各小组综合组员观点形成小组观点。 3. 遵守训导全过程纪律,不迟到、不早退、不无故缺勤。 4. 按时提交个人或小组调查问卷、训导方案表、课件、视频图像等相关材料。

2. 案例链接

焦银旺:将优秀的药德理念体现在点滴的医药职业活动中

焦银旺,医生改行,从一名普通的保健品、药品企业的业务主管,历练成保健品、药品营销策划高手,进而成长为医药投资并购专家。2005 年初春,他来到了孟子的故里——山东,入主山东大陆药业有限公司,完成了从医药并购专家到医药实业管理者的角色转变,成为该公司的新任总裁。

他在提出令人振奋的改革方案与发展规划的同时,也在企业员工中开始树立药德理念。焦银旺要求职工"先做人、后做市场、再做企业",提倡"做老实人、说老实话、办老实事",提出"以继承民族医药为己任、以振兴民族医药为使命""为人民的健康造好药、为企业的发展争一流"。焦银旺将他先进的药德理念运用到了企业经营管理的实际之中,真正做到了知行统一,使得在短短3个月的时间内,员工的精神面貌大为改观,企业效率和效益都开始逐步显现,企业出现了蓬勃的发展生机。

北京百年药店的药德

在北京,同仁堂、鹤年堂、永安堂、长春堂、千芝堂等老字号云集,这些药店都有几百年的历史。这些老字号之所以经久不衰,是因为他们有个共同的特点,就是在经营过程中讲究诚信,注重员工药德意识的培养。它们在北京人心目中有着良好的口碑。北京老字号的药德就是一种品质,更是一种老北京文化,渗透着北京人的处世哲学,蕴含着北京人善良厚道的特征。这些老字号都有着上百年不变的京味儿、药味儿、人情味儿,在经营过程中把做人放在首位,有仁厚之德、有济世之心,讲求信义,坚守货真价实。

北京百年药店都非常注重培养员工的药德意识,永安堂自创建之始,就遵循"实与名符,财以道生"的经营宗旨;同仁堂古训:炮制虽繁必不敢省人工,品位虽贵必不敢减物力;德寿堂一贯要求伙计遵循"重医德,顾客至上,守信誉,诚信无欺"的经营宗旨。"凭良心做、做良心药、童叟无欺、问心无愧",这就是老字号的质量观、道德观。

这些老字号不仅追求货真价实,还讲求济世救人。老北京人都知道长春堂"避瘟散"的传奇故事,虽然"避瘟散"名气很大,但是相当地便宜,几个铜板就能买一盒,是穷苦百姓的救命良药,深受百姓喜爱。永安堂正是药方、服务上乘而受到顾客的赞誉,得以长存。当年的军政要人和社会名流曾题词赞永安堂"采云蕙圃""志在活人""济世寿民""功在选化"等。鹤年堂高举爱国忠义大旗,率先为戚家军送去了精制的"白鹤保命丹"等急救药、刀伤药以及"辟瘟药",使戚家军避免了瘟疫传染之病,也挽救了许许多多抗倭将士的生命。

只要世上人莫病,何愁架上药生尘。

3.养成训导

步骤一:主题思考

结合案例,以分组的形式,思考并讨论以下两个问题,将小组讨论结果形成总结。

(1)案例一的药德理念是哪些?两个案例中体现了哪些药德核心精神?

(2)围绕这些药德核心精神,设计一份药德意识自我培养计划。

步骤二:能力拓展

为了强化意识养成,进一步内化药德核心精神,医药行业从业者可以根据实际情况,选择以下活动方案。

活动方案1:头脑风暴

风暴主题一:案例中的哪些方面体现了意识培养?

风暴主题二:以案例二中一家北京百年药店为例,谈一谈药德意识是怎样形成的,对药店的发展产生了什么作用。

组织过程:

a.导师作为主持人简明扼要地阐明问题,鼓励所有人积极思考,提出观点。

b.小组自由发言,充分发表个人观点,专人记录。

c.解释和说明,合并同类观点。

d.展开充分讨论,形成小组一致意见。

e.形成最终结论,撰写报告。

活动方案2:主题辩论

选择某一个药德核心精神,就意识培养相关问题开展辩论。

每组以抽签的形式获得辩论的主题,在抽签过程中匹配对手,接下来每组根据自己的辩论主题做好准备。导师是此次活动的主持人,在辩论过程中,没有参与辩论的小组拥有投票权。每组得分中实践者票数占总成绩的70%,导师给每组的打分占总成绩的30%,最终得出总成绩排名。

活动方案3:寻访诺贝尔奖获得者屠呦呦的成长足迹

通过参观屠呦呦旧居,网络查找屠呦呦相关资料等方式,寻访屠呦呦的成长足迹,深度感受她的药德意识养成过程,并写成体会报告。

步骤三:完成方案

小组自行设计一个研讨交流方案,并完成训导方案表(见表 5-1)。在每组完成方案设计与实施之后,提交训导方案表。

表 5-1 药德意识培养训导方案表

研讨参与人员			
时间		地点	
训导目标			
训导方案设计			
训导实施记录			
收获感悟			
导师评价			
导师评分	方案设计(30%)		总分:
	实施过程(40%)		
	实施效果(30%)		

4.反思启迪

药德意识是医药行业从业者应具备的意识,是医药人对医药道德的认识、意向和态度,它是医药人从事工作最基本的职业守则,也是必须牢记的自我约束。它有道德的共性也有医药行业自身的特征,会影响医药人的职业行为,它是医药人对医药职业的认识、评价、情感和态度的综合反映。要想形成良好的药德意识,就要掌握药德的内涵和药德核心精神,明确药德核心精神的意义和价值,通过训导,逐渐养成药德意识培养的内驱力,从而不断提升自身的药德素养。

（二）药德目标设定

1.任务设置

学习情境	药德目标设定
学习目标	1.明确药德发展目标。 2.深刻认识药德7个核心精神。 3.了解药德的层次划分。 4.掌握药德目标达成的途径和方法。 5.尝试设定自己的药德目标。
任务描述	1.搜集药德现状和典型案例资料。 2.分组讨论新时代药德目标所包含的层次。 3.组间交流,陈述各组观点。 4.导师激发实践者设定更高层次的药德目标。 5.导师归纳总结,明确药德目标设定的要点以及层次。 6.导师点评,综合各组表现,做出结果性评价。
任务要求	1.实践者搜集、整理资料,积极思考,形成个人对目标设定的观点。 2.在小组探讨中积极发言,能综合组员观点形成小组观点。 3.遵守训导全过程纪律,不迟到、不早退、不无故缺勤。 4.把个人和小组制定的药德养成目标或计划,形成文字或视频材料等并提交。

2.案例链接

胡庆余堂——不忘初心,铭记古训

胡庆余堂人提到最多的就是写有祖训的三块牌匾。

"真不二价"横匾至今还悬挂在国药号大厅。它体现了胡庆余堂在经营和竞争中对"诚实守信"的要求,是医药行业从业者对药德最基本的追求。

"戒欺"是每个进入胡庆余堂的人的必修课。什么是戒欺祖训? 在胡庆余堂药店高挂着由胡雪岩在创店之初亲笔写下的戒欺匾,上书"凡百贸易均着不得欺字,药业关系性命尤为万不可欺。余存心济世,誓不以劣品弋取厚利,惟愿诸君心余之心。采办务真,修制务精,不至欺予以欺世人,是则造福冥冥,谓诸君之善为余谋也可,谓诸君之善自为谋亦可。"这是"戒欺"的明确解释,不仅体现了"诚实守信"的经营理念,还体现了"精益求精"的制药精神,是胡庆余堂以"江南药王"饮誉120年的立业之本!

胡庆余堂门楼上现今还保留着胡雪岩所立"是乃仁术"四个大字,它表达了胡庆余堂创办药业的宗旨是为了济世、广济于人。这是胡庆余堂人对从事职业的本源、价值和长久的意义思考,体现了医药人药德培养的最高目标。

强生(中国)有限公司的关爱文化

强生(中国)有限公司心系中国的发展和进步,致力于成为优秀的企业公民。公司秉承信条精神,为中国家庭带来更健康、更快乐和更长寿的生活,实践强生"关爱全世界,关注每个人"的承诺。

关爱客户

在信条精神的目标指引下,强生通过不断完善产品质量、提升客户服务、加强供应链合作,坚持为病患和消费者提供高质量的医疗保健产品、服务和解决方案,并致力于通过研发创新,解决未满足的客户需求,同时将这些产品、服务和解决方案带给世界各地需要帮助的人们。

关爱员工

员工是强生的宝贵财富。在信条精神的目标指引下,强生用价值观凝聚每一位员工。强生始终坚持以人为本,维护员工权益,倡导员工多元化融合,完善员工职业晋升路径,全方位关怀员工,倡导员工工休平衡,满足员工的需求。强生将关爱传递给每一名员工,认真践行对员工关爱的承诺。

关爱社会

在信条精神的目标指引下,强生秉承"因爱而生"的理念,积极利用优势资源,倡导并投身于各项社会公益及环境保护事业,用行动诠释"关爱",以持续的付出践行"关爱全世界,关注每个人"的承诺。

3.养成训导

步骤一:主题思考

结合案例,以分组的形式,思考并讨论以下三个问题。

(1)胡庆余堂、强生(中国)有限公司的药德目标是什么,体现了哪些药德核心精神?

(2)试分析胡庆余堂、强生(中国)有限公司药德目标的层次?

(3)结合实际,设定个人药德目标。

步骤二:小组能力拓展

为了设定药德目标,进一步内化药德核心精神,医药行业从业者可以根据实际情况,选择以下活动方案。

活动方案 1:头脑风暴

风暴主题一:胡庆余堂为何能坚守初心,屹立不倒,享誉国内外?

风暴主题二:请结合实例谈谈,强生(中国)有限公司是如何践行药德目标的?

组织过程:

a. 导师作为主持人简明扼要地阐明问题,鼓励所有人积极思考,提出观点。

b. 小组自由发言,充分发表个人观点,有专人记录。

c. 解释和说明,合并同类观点。

d. 展开充分讨论,形成小组一致意见。

e. 形成最终结论,撰写报告。

活动方案 2:主题辩论

选择某一个药德核心精神,就药德目标相关问题开展辩论。

每组以抽签的形式获得辩论的主题,在抽签过程中匹配对手,接下来每组根据自己的辩论主题做好准备。导师是此次活动的主持人,在辩论过程中,没有参与辩论的小组拥有投票权。每组得分中实践者票数占总成绩的70%,导师给每组的打分占总成绩的30%,最终得出总成绩排名。

活动方案 3:走访调研活动

1. 参观胡庆余堂中药博物馆

通过参观胡庆余堂中药博物馆,了解胡庆余堂的发展史和中国药学概况,感受胡庆余堂古训设定的药德目标层次,在实践中合理设定药德目标层次,积极落实行动。

2. 走访调研强生(中国)有限公司

搜集强生(中国)有限公司关爱文化的资料,访问强生中国员工,进一步体会强生的关爱文化。

步骤三:完成方案

小组自行设计一个研讨交流方案,完成训导目标、方案设计、实施记录、收获感悟和导师评价评分,并上交训导方案表(见表5-2)。

表 5-2　药德目标设定训导方案表

参与人员			
时间		地点	
训导目标			
训导方案设计			
训导实施记录			
收获感悟			
导师评价			
导师评分	目标设计(30%)		总分：
	实施过程(40%)		
	实施效果(30%)		

4.反思启迪

药德目标反映了医药行业从业者药德养成的主要方向,药德的目标具有一定的层次,在目标设定中要按照自身药德水平由浅入深地设置目标。不同阶段、不同个体或团队,确定的目标层次也有所不同。科学的目标层次设定,对从业者药德行为能发挥更大的指引和调整作用。因此,实践者要按照实际需求设定药德目标。

（三）药德行为养成

1.任务设置

学习情境	药德行为养成
学习目标	1.明确药德的外在表现,尤其是反映药德核心精神的行为。 2.掌握正确药德行为的途径与方法。 3.养成正确的药德行为。

续表

学习情境	药德行为养成
任务描述	1.分组就药德核心精神的行为表现进行探讨,交流发言。 2.导师开展药德行为表现案例分析。 3.开展药德行为角色体验,小组探讨如何将药德核心精神外化为行为习惯。 4.导师归纳总结,明确药德核心精神的外在表现。 5.小组互评,导师点评,结合各组综合表现做出结果性评价。
任务要求	1.实践者积极思考,形成个人对行为养成的观点。 2.实践者积极参与角色扮演等训导活动,获得切身体验。 3.实践者在小组探讨中充分发表观点,保证小组探讨的成效。 4.遵守训导全过程纪律,不迟到、不早退、不无故缺勤。 5.提交个人和小组参与训导的文字、图片或视频材料。

2.案例链接

货真价实、尊古炮制,"寿全斋"药店名闻遐迩

清乾隆二十五年(1760 年),宁波"寿全斋"药店创立。创设之初,创始人王立鳌就把济世作为宗旨。有些很少用到的药引子,别的店堂"抓"不到,寿全斋却是即使没利润可赚也会备着。正因为寿全斋始终遵循"货真价实""尊古炮制"的传统经营方针,才能历经 200 多年而盛名不衰。寿全斋在这个经营方针指引下的具体行为做法,可用"正、证、精、真"四个字来概括。

"正"就是进料要做到药源路正。药材是否路正,直接影响药品效果。同一品种的药材,会因出产地点不同而效果存在差异。王立鳌严格把关,对药店需要的遍布全国各地的四百余种药材,要求非常考究,使货源路正有保障。

"证"指的是储运方面要做到质量和品种两个保证。为了贯彻这两个保证,必须做到"三不一全"。"三不"就是不霉不烂不受潮,而关键又在于"燥、密"二字。"一全"是保证药物品种齐全。

"精"是指加工时做到工序道道精粹。寿全斋的药品工精质粹,做到精粹必须建立在进料路正和储运有保证的基础上。当时,他们自制的各种膏类、药酒年销数以万计,远销各地,深受好评。

"真"便是撮药做到味味认真。王立鳌对撮药制度规定：营业接方，专职校对。对每一味药，都要由专职检验校对无误，在处方上签章后，才可包装交给顾客。

寿全斋能广招天下客，享誉海内外，根本上与"正、证、精、真"四字做法形成的严格经营管理方式密不可分。直到现在，顾客中仍会流传一句话"要抓药到寿全斋"。2009 年，寿全斋中医药文化入选浙江省非物质文化遗产名录。

项松茂：药业巨子抗敌救友，尽显忠诚

项松茂，中国新药业先驱，浙江宁波鄞县（现鄞州区）人。1900 年投身中国新药制药业，1911 年被聘请任上海五洲药房总经理。项松茂用心经营五洲药房，为了学习国外的先进技术，多次到欧洲考察药业。1918 年，项松茂在天津开办五洲药房支店，并投资建立伯特利医院和福幼医院。1922 年，项松茂斥巨资盘进原德商上海固本肥皂厂，将其改名为"上海五洲固本皂药厂"。为了弘扬国货，固本皂药厂首创亚林臭药水、东吴药棉、甘油、牛痘苗、人造自来血等国产新药，广受市民的欢迎。不仅如此，项松茂还刊印《卫生指南》一书，向大众宣传有关医药卫生常识。1929 年，项松茂已投资多个企业，横跨众多工商业领域，成为上海实业巨头之一。项松茂并不满足于国内的业务，开始涉足一些国外的业务，他研制的药品在上市后远销美国、欧洲等地，被称为"药业大王"。

1931 年"九一八事变"后，项松茂积极投入抗日救国运动，任上海抗日救国委员会委员，代表五洲和其他 5 家药房登报声明"不进日货"；并将厂内全体职工编组成义勇军第一营，自任营长，积极备战，从而招致日军仇视。1932 年"一·二八"淞沪抗战，国民党十九路军奋力抗击日军，伤亡很大。项松茂接受政府生产军需药品的任务，亲自监督生产，日夜不停赶制药品，供应前线急需。日本人在攻陷上海之后，抓走了药房的 11 名工人，项松茂听说之后只身前往营救，不幸被捕，最后与 11 名工人一起被杀害。国民政府以"抗敌不屈，死事甚烈"予以褒扬。各界舆论高度评价项松茂的爱国精神。

1982 年，项松茂罹难 50 周年之际，时任全国人大常委会副委员长许德珩题写"制皂制药重科研，光业光华异众贾；抗敌救友尽忠诚，爱国殉身重千古"以示纪念。

3.养成训导

步骤一:主题思考

结合案例,以分组的形式,思考并讨论以下问题,将小组讨论结果形成总结报告。

(1)结合案例一,谈一谈是什么样的做法让"寿全斋"200余年盛名不衰。

(2)结合案例二,谈一谈项松茂的爱国行为,体现了哪些药德核心精神。

(3)结合实际,设计药德行为自我养成方案。

步骤二:小组能力拓展

为了强化行为养成,进一步外化药德核心精神,医药行业从业者可以根据实际情况,选择以下活动方案。

活动方案1:情景模拟

各组自行设计医药职业角色和体验内容,选择与药德核心精神相关的职业场景,进行情境模拟,在模拟过程中体现药德行为。

PDCA 循环是美国质量管理专家沃特·阿曼德·休哈特(Walter A. Shewhart)首先提出的。它的含义是将质量管理分为四个阶段,即 plan(计划)、do(执行)、check(检查)和 action(处理)。在质量管理活动中,要求把各项工作按照四个步骤进行:制订计划,实施计划,检查实施效果,然后把成功的纳入标准、不成功的留待下一循环去解决。

PDCA 是一种管理方法,体现的就是精益求精的精神。每个小组自选一种医药从业过程中的相关情形,进行 PDCA 管理,并记录下来。

活动方案2:走访企业

走访当地优秀医药企业,调研优秀企业从业者的药德行为,了解他们药德行为养成的途径和方法,形成走访报告。

步骤三:参与药德实践活动

小组自行设计一个药德行为养成研讨交流方案,完成训导目标、方案设计、实施记录、收获感悟和导师评价评分并上交训导方案表(见表5-3)。

表 5-3　药德行为养成训导方案表

参与人员			
时间		地点	
训导目标			
训导方案设计			
训导实施记录			
收获感悟			
导师评价			
导师评分	活动计划(30%)		总分：
	实施过程(40%)		
	实施效果(30%)		

4.反思启迪

药德行为是实践者为达到设定的药德养成目标而采取的行动。药德行为主要是药德核心精神的外在体现,对医药行业从业者的行为表现具有重要的影响。医药行业从业者践行药德行为,能提升自身药德水平,提高企业的经济效益,树立良好的企业品牌形象,助力医药行业高质量发展。

(四)药德应用拓展

1.任务设置

学习情境	构建药德团队
学习目标	1.明确构建药德团队的目标和要求。 2.厘清个人药德行为与团队药德行为的关系,充分认识药德团队建设在医药行业发挥的重要作用。 3.凝练医药企业药德文化,加强药德团队合作,在团队建设中实现个人、团队的社会价值。
任务描述	1.参与药德团队的实践者收集药德团队建设优秀案例,导师就相关案例进行分析。 2.导师指导并确定药德团队分组方案。 3.根据方案,组建药德团队。团队研讨,确定以药德核心精神为目标的实践计划。 4.药德团队开展实践活动,加强团队合作,提升团队凝聚力。 5.团队互评,总结药德团队建设的经验,进一步认识药德团队合作的价值。 6.导师总结点评,综合团队表现,做出结果性评价。
任务要求	1.团队探讨以培养药德核心精神为目标的实践计划,任选其一开展实践。 2.团队探讨中积极发言,综合成员意见形成团队决策。 3.实践者积极参与训导活动,获得切身体验。 4.训导过程中做到不迟到、不早退、不无故缺勤。 5.提交个人和团队参与训导的文字或视频材料。

2.案例链接

药行街,宁波商帮的启航地

在宁波三江口广场上矗立着一组雕像,雕像中的几个人都背着行囊,准备离家上路,老母和妻儿依依相送。这组雕像的名字叫"三江送别",反映了近代宁波人外出闯荡的历史。

药业在宁波有着悠久的历史。明代天启年间,宁波药材商聚集于城区药行街,同乡同行的宁波商帮相互沟通、相互支持,使宁波药业成为全国药业的领头羊。明末清初,宁波的药材商人已遍布全国各地。他们深入名山大川,收购各种土产药材,在各主要药材产区,都设有坐庄,从事收购。南至滇黔,西到甘肃,北至长白山下,都有宁波药材商的活动。如今还保留在天一广场的药皇殿(始建于1708年),当年是作为近代宁波南北药材流通、名医坐堂、同业聚会议事场所,是宁波中药业兴旺发达的历史见证。

　　宁波商人经营药业的悠久传统和迅猛的发展势头,体现在明代北京的药行会馆是由宁波药业商人创建的,并冠之以"鄞县"之名。在明清经营药业的商人,以来自鄞县和慈溪两地居多。他们在京城经销药材,创办药行,最为著名的有慈溪乐氏、童氏、董氏及叶氏、杜氏等家族。饮誉中华的名店"同仁堂""育宁堂""乾元堂""千芝堂""鹤年堂"等都是宁波人所开。可见当时宁波中医中药业在北京的实力与地位。

　　随着宁波在北京从事药业的商人增多,于明代天启、崇祯年间(1621—1628年),设立了药业行业会馆,命名为"鄞县会馆"。鄞县会馆是史料记载中最早出现的宁波同乡组织,和稍后由慈溪成衣匠于清顺治年间(1644—1661年)在北京设立的浙慈会馆,一同被公认为是宁波商帮初始形成的重要标志。从药行街走出的宁波药材商,就是全国乃至全世界最早的"宁波帮"。

优秀的药德团队——英特物流荣获"全国抗击新冠肺炎疫情先进集体"

　　新冠肺炎疫情防控期间,英特集团作为浙江省和杭州市两级重点医药储备单位,全面落实浙江省委省政府决策部署,其下属浙江英特物流有限公司始终奋战在抗疫一线。疫情发生后,英特物流第一时间启动应急机制,成立应急配送保障工作小组,筹建浙江省防控新冠肺炎药械物资储备点,充分发挥"网格化支部"优势,实行网格单元最小化管理,每天组织100多辆车昼夜配送,确保防疫物资及时送达各地物资供应保障组和定点医疗机构。英特物流通过统一管理和周密部署,高效调配防疫药械,共计完成1.4亿余件的抗疫物资配送工作,全力保障全省疫情防控及浙江驰援湖北、境外医疗队防护物资供应。广大物流员工主动放弃春节假期,纷纷投入抗疫一线,24小时全天候待命,不分昼夜奋战在保供最前线,团结一致克服困难,做最坚强的逆行者。

　　"苟利国家生死以,岂因祸福避趋之。"作为浙江省属国有医药流通企业,抗疫是责任,发展是使命。英特集团上下坚持防控保供、企业发展齐头并进,为浙江乃至全国疫情防控取得阶段性胜利做出了卓越贡献。在全国抗击新冠肺炎疫情表彰大会上,浙江英特物流有限公司荣获"全国抗击新冠肺炎疫情先进集体"。

3. 养成训导

步骤一:主题思考

结合案例,以分组的形式,思考并讨论以下两个问题,将小组讨论结果形成总结报告。

(1)在案例一中,宁波药材商人有何共同特点,为什么药行街能成为宁波商帮的启航地?

(2)结合案例二,在这次疫情防控中,英特物流是怎样发挥团队作用的,体现了哪些药德核心精神?

(3)谈一谈对团队合作的认识,制订药德团队实践计划。

步骤二:小组能力拓展

为了强化团队建设,进一步明确团队合作的重要性,实践者根据实际情况,选择以下活动方案。

活动方案1:小组辩论

选择某个药德核心精神作为实践主题,围绕个人和团队社会价值的发挥开展辩论。

小组以抽签的形式获得辩论主题,在抽签过程中匹配对手。小组根据自己的辩论方向做好准备,导师主持活动,未参与辩论的小组拥有投票权。小组投票分数占总成绩的70%,导师打分占总成绩的30%,最终得出总成绩排名。

活动方案2:药德团队的社会调研

通过走访医药类企事业单位、医院、监管部门等,采访从业者,收集优秀药德团队的实践案例,谈谈调研体会并总结优秀药德团队建设经验。

活动方案3:情境模拟

团队根据优秀案例和团队实践经验,设计体验内容,选择与药德核心精神相关的职业场景,进行情境模拟,在模拟过程中充分体现药德团队合作的重要性。

步骤三:完成训导方案

各小组积极体验药德核心精神的应用情境,形成研讨交流方案,完成训导目标、方案设计、实施记录、收获感悟和导师评价评分并上交训导方案表(见表5-4)。

表 5-4 药德核心精神应用训导方案表

实践参与人				
时间		地点		
训导目标				
训导方案设计				
实施记录				
实施效果				
收获感悟				
导师评价				
导师评分	活动计划(30%)		总分:	
	实施过程(40%)			
	实施效果(30%)			

4.反思启迪

药德团队建设具有目标导向功能,加强药德团队合作,能够培养团队精神和群体意识,充分厘清个人药德行为与团队药德行为的关系,使成员齐心协力,共同完成药德团队实践目标;药德团队建设具有凝聚功能,加强药德团队合作,能够引导团队成员产生归属感、认同感,充分认识药德团队建设在医药行业发挥的重要作用,在药德团队建设中实现个人、团队的社会价值。

四、药德榜样示范

榜样示范作用在药德实践过程中非常重要。榜样是旗帜,指引着前进方向,榜样能够激发实践群体的活力,通过思想引领、行为示范,提升实践者的药德水平。

（一）榜样的定义

药德榜样是医药行业中具有高尚药德精神的典范,是能激励从业者学习和模仿的对象。实践者通过领会榜样的药德精神,同主观自我高度融合,在具体问题面前,运用榜样人物的立场、观点、方法来认识问题,形成观念设想,指导支配自己的言行。学习药德榜样就是学习药德正面典型的事迹,不断向药德榜样靠拢。

（二）选树榜样的方法

医药行业要选树现实生活中看得见、摸得着、群众认可、获得社会好评的典型,营造浓厚的榜样示范氛围,达到药德教育"润物无声"的效果。一是致敬国家医药巨擘。通过举办医药文化活动等宣传医药巨擘事迹,如:毕生研究中药,奋斗不息的中药药理学研究创始人陈克恢;创建药剂研究众多第一的侯惠民院士;在抗击非典和新冠肺炎疫情中都冲在最前线的钟南山院士等,激发实践个体对巨擘身上展现的药德核心精神进行研究、探讨、传承、创新。二是唱好社会药德"主题曲"。通过开展抗疫抢险救灾英雄主题讲座、先进事迹报告会、党员主题学习等,对身边涌现的医药行业先进人物,尤其是抗击新冠肺炎疫情中表现突出的先进人物进行学习,增加实践者对职业的认同感、责任感、自豪感。三是深挖行业药德"领头雁"。以严把药品质量关的良心药师吴宇雯、把毕生精力献给了国家药品监管事业的药监系统优秀干部温世宏、每分钟为 4 名患者配药并实现 2000 人零误差的一批"方舱"药剂师等先进人物的事迹感染激励人,充分发挥行业先进典型的标杆引领作用,切实用身边人、身边事进一步加深实践者对职业的使命感。四是培养身边药德"优秀人"。药德实践过程中,导师、同伴等身边人的药德精神会对实践者产生更直接、更深刻的影响。发掘和培养身边这些优秀的榜样,凝练他们身上具备的药德核心精神,引导实践者与他们交流,向他们学习。

实践活动举例：

【活动名称】　"十佳药德标兵"推荐评选活动

【目标和意义】　医药企业通过"药德标兵"评选活动,挖掘、宣传、表彰先进典型,激发全体医药行业从业者的责任感和使命感,打造一支药德高尚、业务过硬、作风扎实的干部职工队伍,展现新时代从业者厚德博识、敬畏生命、良心制药、精益求精、诚实守信、廉洁守道、仁爱济世的精神风貌。

【活动设计】

1.活动实施步骤

(1)宣传报名阶段。通过会议动员、海报张贴、网站宣传等形式发动员工积极参与。

(2)初评阶段。各部门以参与药德教育活动和践行药德核心精神为重要依据,开展初评,初评结束后,确定候选人。

(3)全员评选阶段。在全单位对各部门推荐的候选人事迹进行广泛宣传,动员全员参与投票,依据票数高低确定10～15名"药德标兵"候选人。

(4)终评确定阶段。行业专家、单位领导和部门负责人组成评选委员会。评选委员会对"药德标兵"候选人进行综合评定,确定"十佳药德标兵"名单并公示。制作"十佳药德标兵"事迹册,号召全体员工学习"药德标兵"事迹。

(5)召开表彰大会。召开全员参与的"药德标兵"表彰大会,组织所有员工学习并撰写心得体会。

2.活动主要内容

举行"药德标兵"表彰大会:

(1)事迹介绍。主持人播放10名标兵视频,介绍标兵事迹,突出药德核心精神,引发广泛共鸣。

(2)现场访谈。主持人对每位"药德标兵"进行面对面访谈。

(3)嘉宾颁奖。主持人宣读颁奖词,嘉宾颁发奖杯、证书。

3.活动要求

(1)以践行"厚德博识、敬畏生命、良心制药、精益求精、诚实守信、廉洁守道、仁爱济世"的药德核心精神为基本评定标准。

(2)活动整个过程都要宣传到位,突出"药德标兵"践行药德核心精神,形成全员学习"药德标兵"的浓厚氛围。

第三节 药德实践评估

药德实践不是简单的活动组合,不同的实践路径对实践者知识掌握、理论探索、情感接受、意志磨炼、能力提升、信念强化具有不同的效果,因此对实践效果的评估至关重要。本节将从评估要素设计、评估方法选择和评估结果运用等方面对药德实践进行评估。

一、评估要素的设计

药德实践评估要素设计遵循药德实践的四条原则,综合考虑评价主体与方式的多元性、评价内容的综合性与全面性、评价标准的合理性与科学性,最终确立"知识掌握、理论探索、情感接受、意志磨炼、能力提升、信念强化"六个方面的评估要素。

(一)知识掌握

药德实践活动主要考核实践者对药德知识的掌握情况,关注实践者在实践中对知识的理解和运用,以及对方法和技能的掌握情况。

(二)理论探索

药德理论的探索是实践者在实践中通过掌握的知识和实践的现实体验,探索并丰富药德的理论内涵,形成对药德理论的独特理解。

(三)情感接受

药德实践的情感接受是实践者出于自身需要,对药德内涵的反应与择取、理解与解释、整合与内化以及外化践行的过程。一方面,情感在药德实践过程中发挥着动力功能、感染功能、信号功能、协调功能等;另一方面,情感接受过程中实践者对药德实践相关信息存在欢迎与不欢迎、认同与不认同的情感反应。因此,情感是影响实践者药德形成效果的重要因素。

(四)意志磨炼

药德意志是实践者在药德实践活动中,自觉地以树立药德意识、实现药德行为目标,并根据目标调节支配自身的行动,克服困难,去实现预定目标的心理倾向。从事药德实践活动,需要意志的参与,没有坚强的药德意志,就没有坚定的行为。然而,坚强的意志并非人天生所具有,需要实践者在药德实践活动中遵循它的发生规律,长期磨炼而成。同时,意志磨炼与情感接受、信念提升是紧密联系的。

（五）能力提升

能力是一个长期的、相对抽象的概念,可以通过行为目标进行衡量。将每一项能力分解为具体的行为目标,根据实践者行为目标的达成情况来描述或测量实践者相关能力的提升程度。

（六）信念强化

药德信念表现在对药德内涵充分认识的基础上,对药德坚信不疑并积极践行的精神状态。信念通过实践者参与实践活动的时间长短、次数多少、认真程度、行为表现等方面来评价。

具体评估要素构成见表5-5。

表5-5　评估要素构成

评估要素	评价内容	个体评价	队员评价	导师评价	其他反馈
知识掌握	正确阐释药德含义和特征				
	了解药德发展脉络				
	掌握药德学习方法				
理论探索	深化药德核心精神的理论认知				
	形成自己独特的理论见解				
情感接受	主动获取药德知识				
	积极开展药德理论探索				
	积极参与药德团队建设				
	人格有恒性测试				
意志磨炼	积极反思过去实践行为				
	积极设计未来实践行为				
	有履行药德核心精神的决心				
	坚持参与每一次实践				

续表

评估要素	评价内容	个体评价	组员评价	导师评价	其他反馈
能力提升	语言表达能力提升				
	实践组织能力提升				
	搜集材料速度快、质量高				
	有灵活的应变能力				
	人格聪慧性测试				
信念强化	积极主动完成团队任务				
	积极参与团队活动,确保足够的时间和次数				
	有持续践行药德核心精神的行为				
	形成为人类医药事业奉献一生的远大理想				

【知识链接】

人格有恒性测试。有恒性是卡特尔16PF人格测试中16种人格因素中的一种。人格有恒性测试就是通过人格测试问卷,了解实践者有恒性人格因素的得分。有恒性测试是对崇尚并遵从行为的社会化标准和外在强制性规则情况的测试。有恒性测试得分高者通常细心周到,有始有终。是非善恶是他的行为指针,所结交的朋友多是努力苦干的人。其缺点是不太欣赏诙谐有趣的场合。得分低者通常缺乏高超的目标和理想,对于社会没有责任感,甚至于有时不惜知法犯法,不择手段以达到某一目的,但有时也能有效地解决实际问题。

人格聪慧性测试。聪慧性也是卡特尔16PF人格测试中16种人格因素中的一种。人格聪慧性测试就是通过人格测试问卷,了解实践者聪慧性人格因素的得分。聪慧性测试是对语言推理、数字推理和逻辑推理能力等情况的测试。聪慧性测试得分高者聪明,富有才识,善于抽象思考。聪慧性较高者通常学习能力强,思维敏捷,教育、文化水准高,个人身心状态健康,机警者多具有较高的聪慧性。得分低者思想迟钝、学识浅薄,抽象思考能力弱。聪慧性较低者通常学习能力与理解能力不强,不能举一反三,可能因情绪不稳定,心理病态或其他失常而导致迟钝。

二、评估方法的选择

（一）评估方法选择的要求

评估开展前先要对评估方法进行选择。第一,要根据评估主体和客体的不同特点选择不同的评估方法。如:实践内部群体开展评估,可以采用自我评价法、记录法、讨论法、成果展示法等;实践外部群体开展评估,可以采用访谈法、成果展示法等。第二,要根据所需的资料内容多少和数据资料搜集的难易对评估方法进行恰当的选择。第三,采用多种评估方法时,不仅要确保方法使用过程中条件和程序符合要求,还要对各种评估方法可能产生的影响进行分析比较,做出科学的调整,最终确定评估方法。

（二）具体评估方法

1.自我评价法

自我评价是自我意识的一种形式,对药德实践过程的自我评价是实践者对药德实践过程的自我意识,即通过对自己在药德实践过程中的思想、愿望、行为和个性的判断来评价药德实践的不同路径。自我评价法是指药德实践者凭借自我意识来评估不同实践路径效果的一种方法。采用这种方法的前提是实践者必须参加实践活动的全过程,并在实践活动中坚持记录药德知识、目标掌握和药德行为目标达成的情况及相关数据的变化。

自我评价法具体可以通过药德实践方案的执行情况以及取得的实践效果等进行自我评估,也可以通过收集、对比药德知识掌握量、行为改善量等统计数据进行评估,还可以通过感知自己的药德情感、信念强化程度等进行自我评估。采用自我评价法要尽可能做到客观、公平、实事求是,所以即使是自我打分也要设计科学的得分点,充分体现药德情感接受和信念强化的要素。实践者的心得和心境在自我评价中具有特定的作用,自我评价的结果往往是独特的,相比于其他评价,客观的自我评价更容易发现自身存在的一些深层次的药德问题。

2.讨论法

讨论法是实践评估中常用的方法,即实践结束后,实践者、指导者、观察者围绕评估要素共同就实践效果进行讨论,通过思想碰撞和观点综合,得出对实践效果的恰当评估。讨论法的视角往往集中在实践群体上,其优势在于能更宏观并快速地评价实践的成效,其不足之处在于可能会以某个人或某些人的观点占据上风而压制其他个体的真实想法,也可能因各抒己见而长久不能统一形成有效的观点。因此,在使用讨论法时要注重扬长避短。

讨论法的基本要求有三点:一是讨论的主题是大家都认可并愿意深入探讨的;二是在讨论过程中指导者要进行必要的启发和引导;三是要做好讨论的总结。使用讨论法的过程中还要注意六个方面:一是注意讨论主题的选择,包括效度、难度和新颖度方面;二是注意讨论的时机,指导者或主持者要选择恰当的时机,引导所有参与者能最大程度投入讨论;三是分配好讨论的角色,包括主持人、中心发言人、记录人;四是安排好讨论程序,包括观点交流、观点改进、观点总结;五是把讨论结果用于后续路径的选择、完善和拓展;六是要训练好讨论的技能,包括思维能力、口头表达能力和交际能力。

3. 访谈法

访谈法又称晤谈法,是指评估者通过与药德实践者、指导者、观察者、业内人士等受访人员面对面地交谈来了解受访人员对药德实践效果的评价的方法。访谈法分为结构化访谈、半结构化访谈和非结构化访谈。对药德实践评估的访谈一般采用半结构化访谈的方式。访谈法能够简单而有效地收集当事者、权威人士的真实想法和经验等资料,具有较高的研究价值。

由于访谈需要投入较多的人力、物力、财力和时间,因此对药德实践的访谈要将访谈的对象数量控制在一定范围内,访谈最需要的对象,获得有效的第一手资料。半结构化访谈法除了了解访谈对象对事物的定性评价外,还可以按照一定的提纲采集一些标准化的数据信息,开展定量研究。药德实践的评价已确立知识掌握、理论探索、情感接受、意志磨炼、能力提升、信念强化等六个评估要素,因此,采用半结构化访谈法能最有效地采集涉及六个评估要素的信息和数据。

【知识链接】

半结构化访谈是指按照一个粗线条式的访谈提纲而进行的非正式的访谈。该方法对访谈对象的条件、访谈者所要询问的问题等只有一个粗略的基本要求。该方法对提问的方式和顺序,访谈对象回答的方式,访谈的时间、地点和记录方式等没有具体的要求,主要由访谈者根据访谈时的实际情况灵活地调整确定。

4.成果展示法

成果展示是对药德实践进行评估的最直观方式,通过实践者参与不同实践路径取得的不同成果的外化展示,得出对实践效果的科学评价。成果展示有静态展示和动态展示两种,静态展示包括活动报告、调查报告、调查表、实物标本、活动日记、活动记录、手抄报、展板等;动态展示包括画图、摄影、主题演讲、口头报告、谈心得体会和汇报演出等。药德成果展示的过程应强调真情体现,充分展现情感接受、意志磨炼和信念强化的过程。成果展示也要指向多向交流,它是一种实践者彼此、实践者与指导者、实践者与观察者之间的多向互动、交流、倾听和沟通的过程,能促使实践者更好地对药德实践过程进行反思,进一步深化对药德的理解。成果展示法的优点在于比较方式更简单和直接,不足之处在于不是所有的实践效果都能够通过成果来展示,而展示的成果也不能代表实践的全部成效,所以成果展示法一般作为补充,与其他评估法一同使用。

5.CIPP 评价法

药德实践评估可以采用美国教育评价家丹尼尔·斯塔弗尔比姆(Daniel Stufflebeam)提出的 CIPP 评价法。CIPP 评价法的目标就是为决策者做决策提供信息服务,使决策者可以针对整个过程的各个内容进行改进。这种评价法包括背景评价、输入评价、过程评价和成果评价。它的使用为实践路径的拓展和实践效果的提升提供了更大可能。

【知识链接】

CIPP 评价模式亦称决策导向或改良导向评价模式,是美国教育评价家斯塔弗尔比姆倡导的课程评价模式。他把评价过程分成四个组成部分,即背景评价、输入评价、过程评价和成果评价。背景评价是定义与计划有关的环境,是对所在环境的需求、资源、问题和机会的评价;输入评价是在背景评价的基础上,对达到目标所需的条件、资源以及各被选方案的相对优点做出的评价,其实质是对方案的可行性和效用性进行判断;过程评价是对方案实施过程连续不断地监督、检查和反馈;成果评价是对目标达到程度所做的评价,包括测量、判断、解释方案的成果,确证人们需要满足的程度,并检视方案成果与设定目标之间的差异情况。

CIPP 评价法是对药德实践路径从设计、实施到结果的全面评价。评价的一级指标由背景评价、输入评价、过程评价、成果评价组成。其中,背景评价包括实践需求、实践内外环境和氛围两个二级指标;输入评价包括实践的组织领导、实践资源两个二级指标;过程评价包括各类实践路径、实践路径的设置和管理两个二级指标;成果评价包括实践获奖情况、实践导师感受和实践者素质提升三个二级指标。各二级指标又包含数个观测点,能够较为全面地反映药德实践各条路径的情况,具体见表5-6。

表 5-6　CIPP 评价法的指标及观测点

一级指标	二级指标	观测点
背景评价	实践需求	医药行业对实践者的药德要求
		实践个体药德认知
	实践内外环境和氛围	医药类高校或企业内环境、氛围的调研情况
		医药类高校或企业外环境、氛围的调研情况
输入评价	实践的组织领导	决策者对实践活动的观点、要求
		领导小组建立和工作开展情况
	实践资源	实践导师队伍建设和管理情况
		实践场地、经费、设施等保障
		实践基地建设情况
过程评价	各类实践路径	医药类高校药德氛围建设情况
		医药类企业药德文化建设情况
		各类药德活动开展情况(活动存在问题、对策方案等)
		药德团队训导情况(意识培养、目标设定、行为养成和应用提升)
		药德榜样塑造方法的多样性,榜样示范的时间长短
		实践个体参与程度
	实践路径设置和管理	单一实践路径实施情况
		组合实践路径实施情况
		实践路径管理制度

一级指标	二级指标	观测点
成果评价	实践获奖情况	实践团队是否被评为优秀
		实践个体是否被评为优秀
	实践导师感受	对实践活动的记录和评价
		对实践个体的评价
	实践者素质提升（个人、队员导师、专家评估）	知识掌握
		理论探索
		情感接受
		意志磨炼
		能力提升
		信念强化

三、评估结果的应用

作为药德实践实施的重要环节,评估的核心目的在于优化实践个体的学习状态,强化学习动机,激发学习热情,提高药德实践的成效,提升实践者的药德素养。围绕评估要素采取的多种评估方法能对药德实践进行有效全面的评价,得出具有较高参考价值的结果。有效的评估结果有利于药德实践目标的修正,药德实践路径的优化,药德实践评估要素和方法的完善。

(一)药德实践路径的再选择

药德实践评估结果可以作为修正药德实践目标的依据。首先,目标确定药德实践的方向,实践成效如何决定着方向正确与否。如果目标设定过低,不管采取何种路径,都不能产生令人满意的实践成效;如果目标设定过高,一旦实践未到达预期成效就会导致实践者热情降低,甚至抵触实践。药德实践目标设定一般指向优良的实践成效以及今后的发展可能,而对实践成效的评估结果便于实践者对实践目标进行修正。其次,由于实践者医药专业素养和能力倾向不同,达成的实践成效可能不同,如果处于同一实践团队,则需要根据阶段评估结果加强彼此间的协商协作,及时对实践目标进行取舍或调整。再者,药德实践目标具有层次性,药德实践的一般目标是提升个体的药德素养,养成良好的职业品质和习惯,稍高层次的目标是培养医药人的社会责任感和社会使命担当,最高层次的目标是培养医药人为了国家、民族及人类医药事业发展不懈奋斗,乃至奉献终身。因此,需要在实践中根据实践者的实际情况和评估成效,对目标进行适当调整。最后,药德实践目标的修正也是一个动态发展的过程,修正的过程不仅包括对已经产生的评估结果的运用,也包括对目标的再评估。

(二)药德实践路径的优化

药德实践路径的优化是建立在过程性评估的基础上。一方面,通过评估,实践个体可以发现路径本身或实施过程中存在的问题,从而为实践者提供如何优化实践路径的有效信息。如果受环境和条件限制,只有有限的路径可供选择时,也可以依据评估结果对路径进行优化使之满足当前实践的需求。药德实践路径的优化要从知识掌握、理论探索、情感接受、意志磨炼、能力提升和信念强化六大要素着手。不同的实践路径由于特点和侧重点不同,在运用六大要素开展评估的过程中实际效果很可能也不同。依据评估结果,更多地关注某些评估得分较低的要素,进行针对性的路径优化。另一方面,药德实践路径的优化还可以从路径拓展着手,在药德氛围熏陶、药德活动参与、药德团队训导和药德榜样示范的基础上拓展新的实践路径。评估结果可以为实践路径的拓展提供更好的依据和经验借鉴,从评估结果中清晰地判断出有效实践路径应具备的特征及发挥的作用。同时可以借鉴评估结果设计新的药德实践路径,甄选符合实践者需求的形式和内容,确保实践取得更好的成效。此外,实践路径的优化也与实践的目标、环境、资源等有关,因此,实践路径的优化过程也是对实践目标等非成果因素进行修正、改善、重设计的过程,有利于推动已有药德实践路径成熟并创造形成更多新的实践路径。

(三)药德实践评估要素的完善

不同的药德实践对药德素养养成的要求不同,如有的药德实践对药德知识掌握要求较多而对药理理论探索方面要求不高,有的药德实践对药德意志磨炼和药德能力提升方面有特殊要求等,因此,可以根据药德实践的评估结果反向完善评估要素,并对药德实践评估中的六要素的内容及六要素的选择和权重安排做出调整。具体讲,药德评估要素的完善主要涉及三个方面:一是要素的选择,根据药德实践评估结果选择适合不同岗位、不同路径、不同方法的实践活动评估要素，保证获得尽可能好的实践效果；二是为要素分配权重，考虑不同实践过程中各个要素的体现程度和产生效果，基于评估结果科学调整权重；三是为评估要素的内容赋分，药德实践的六个要素每个都有数个不同的评估内容，可以依据评估结果合理调整内容，并为各个内容赋予不同的分值，以便在之后的评估中获得更准确的结果。

（四）药德评估方法的完善

通过研究和分析药德实践的评估结果，从普遍存在的共性问题及个别现象中探究评估方法的缺陷和不足，可以为寻找更合理的评估方法提供参考。如 CIPP 评价法注重过程评价，成果展示法和自我评价法等注重质量和效果评价，讨论法和谈话法注重以问题为中心做出一个判断（诊断），因此不同评价方法能从不同角度呈现药德实践活动的成效。如果以 CIPP 评价法为基础，引入讨论法、谈话法、自我评价法等多种评价方式，能够做到主观评价与客观评价的有机结合，全面评价与部分评价的有机结合，定量评价与定性评价的有机结合，结果评价与过程评价的有机结合，产生更好的评估效果。最后，运用评估结果对药德实践评估方法进行完善的过程也是对药德实践再研究分析的过程，有助于进一步强化从业者的药德意识，提升药德素养。

参考文献

[1] 胡锦涛.坚定不移沿着中国特色社会主义道路前进 为全面建成小康社会而奋斗:在中国共产党第十八次全国代表大会上的报告[M].北京:人民出版社,2012.

[2] 习近平.决胜全面建成小康社会 夺取新时代中国特色社会主义伟大胜利:在中国共产党第十九次全国代表大会上的报告[M].北京:人民出版社,2017.

[3] 习近平.习近平谈治国理政:第二卷[M].北京:外文出版社,2017.

[4] 中共中央党史和文献研究院,中央"不忘初心、牢记使命"主题教育领导小组办公室.习近平关于"不忘初心、牢记使命"论述摘编[M].北京:党建读物出版社,2019.

[5] 习近平.习近平谈治国理政:第三卷[M].北京:外文出版社,2020.

[6] 中国共产党第十九届中央委员会第五次全体会议公报[M].北京:人民出版社,2020.

[7] 孔子.论语[M].北京:中国文联出版社,2016.

[8] 孟子.孟子[M].北京:中国文联出版社,2016.

[9] 杨天才,张善文.周易[M].北京:中华书局,2011.

[10] 黄帝内经:影印本[M].北京:人民卫生出版社,2013.

[11] 张仲景.伤寒杂病论[M].北京:中国中医药出版社,2019.

[12] 孙思邈.备急千金要方[M].太原:山西科学技术出版社,2020.

[13] 龚廷贤.万病回春[M].北京:中国中医药出版社,2019.

[14] 徐春甫.古今医统大全集要[M].沈阳:辽宁科学技术出版社,2007.

[15] 曾世荣.活幼心书[M].北京:中国中医药出版社,2016.

[16] 焦诠.药业道德[M].南京:江苏科技出版社,2002.

[17] 刘俊荣.中华传统医德思想导读[M].北京:中央编译出版社,2011.

[18] 苏万益.现代企业文化与职业道德[M].2 版.北京:高等教育出版社,2015.

[19] 陈泽环.敬畏生命:阿尔贝特·施韦泽的哲学和伦理思想研究[M].上海:上海人民出版社,2013.

[20] 张晓爱.红旗飘飘:中国共产党历史上的今天(1921—2001)[M].南京:江苏文艺出版社,2001.

[21] 秦再生,孙大成.现代危重病急救与麻醉技术[M].北京:人民军医出版社,2003.

[22] 宁波市文明办.宁波诚信故事 100 例[M].宁波:宁波出版社,2016.

[23] C. K. Prahalad,Gary Hamel. The Core Competence of the Corporation [J]. Harvard Business Revieu,1990(5/6):79-91.

[24] 张秀峰,段志光.基于职业认同的大学生中医药自信教育[J].南京中医药大学学报(社会科学版),2020,21(2):104-110.

[25] 周俊.应该弘扬医德和药德[J].中国中西医结合杂志,2006(9):774.

[26] 刘红旗.论职业道德与企业文化的关系[J].济源职业技术学院学报,2007(4):39-41.

[27] 黄萼华.中国传统医学中的医学伦理观[J].时珍国医国药,2009,20(1):231-232.

[28] 战召君,王世宗.论企业文化是企业可持续发展的原动力[J].中国职工教育,2013(24):105.

[29] 赵雪.浅析企业道德的内涵与功能[J].河北企业,2021(2):91-92.

[30] 陆晓莉.论药德的内涵与功能[J].浙江工商职业技术学院学报.2021,20(3):22-26.

[31] 刘建明.周恩来的公私分明[J].上海党史与党建,2011(3):30.

[32] 张克君,张艳清.传统医德对当代医德教育的启示[J].继续医学教育,2013,27(9):71-72.

[33] 刘力军,周漠柳.古代医家医德刍议[J].农家参谋,2020(8):228-229.

[34] 王敏.清代医生的收入与儒医义利观:以青浦何氏世医为例[J].史林,

2012(3):79-88.

[35] 周祖亮,陆源鸿.古代医德文献对医学生思政教育的价值及应用[J].广西中医药大学学报,2018,21(4):153-156.

[36] 张晓萍.孙思邈医德思想发微[J].文学教育(下),2016(6):180-181.

[37] 陆晓莉.医药类高职院校大学生药德实践评价研究[J].宁波职业技术学院学报,2021,25(6):47-51.

[38] 何翠媛,甘霖,陈书涵,等.敬畏生命观在医学生职业发展中的价值研究[J].中国社会医学杂志,2018,35(5):474-476.

[39] 戴轩,李一凡."糖丸之父"顾方舟:一辈子只做一件事[J].云南教育(视界综合版),2019(Z1):48-49.

[40] 美国强生公司泰诺药片中毒事件[J].广西质量监督导报,2011(1):53.

[41] 邹伟,谭畅.跨国药企商业贿赂丑闻大起底[J].公民与法治,2013(16):7-8.

[42] 纽伦堡法典[J].中国护理管理,2014,14(9):970.

[43] 邓卓明,宋明江.新时代思想政治教育质量评价的六个维度[J].思想理论教育导刊,2020(9):139-144.

[44] 陈旻,陈勇,穆斐.论正确吸收借鉴国外优秀道德成果[J].伦理学研究,2014(6):21-25.

[45] 陈吉鄂,王丽慧,谢心遥.大数据时代的高校思想政治教育评价:第四研究范式的视角[J].教育学术月刊,2020(11):57-63.

[46] 林世杰,陆晓莉.医药类院校药德实践路径探究[J].百科论坛·理论研究,2021(7):90-91.

[47] 田大方.实施"走出去"经营战略,打造国际驰名品牌[C].首届中国传统医药国际化高峰论坛论文集.2005.

[48] 韩兴龙.我国传统医德教育思想探析[D].吉林:吉林大学,2019.

[49] 习近平:把人民健康放在优先发展战略地位[N].人民日报,2016-08-21(1).

[50] 印发《"健康中国2030"规划纲要》[N].人民日报,2016-10-26(1-10-11).

[51] 人民的获得感[N].人民日报,2017-07-27(9).

［52］把人民群众生命安全和身体健康放在第一位［N］.人民日报,2020-01-28(1).

［53］勇于担当 甘于奉献(人民观点)［N］.人民日报,2020-04-01(5).

［54］第一位诺贝尔生理学或医学奖得主屠呦呦:株小草改变世界(改革开放40年·40个"第一")［N］.人民日报,2018-11-18(4).

［55］钟南山:八十四岁的抗疫逆行者［N］.科技日报,2020-04-20(1).

［56］警徽亮闪闪守护雷神山:记坚守雷神山医院的民警［N］.湖北日报,2020-04-20(1).

［57］张姝.半路遇塌方、泥石流英特药品配送员跋山涉水徒步送救命药［N］.杭州日报,2016-06-28(7).

［58］药行街:宁波商帮的启航地［N］.宁波日报,2020-08-27(14).

［59］全国药品监督管理工作会议在京召开［EB/OL］.(2019-01-11)［2021-09-01］.http://www.gov.cn/xinwen/2019-01/11/content_5357011.htm.

［60］中共中央关于制定国民经济和社会发展第十四个五年规划和二〇三五年远景目标的建议［EB/OL］.(2020-11-03)［2021-09-01］.http://www.gov.cn/zhengce/2020-11/03/content_5556991.htm.

［61］国家医疗保障局关于建立医药价格和招采信用评价制度的指导意见［EB/OL］.(2020-09-19)［2021-09-01］.http://www.gov.cn/zhengce/zhengceku/2020-09/19/content_5544765.htm.

［62］习近平对吉林长春长生生物疫苗案件作出重要指示［EB/OL］.(2018-07-23)［2021-09-01］.http://www.xinhuanet.com/politics/2018-07/23/c_1123166080.htm.

［63］中国执业药师职业道德准则［EB/OL］.(2016-07-12)［2021-09-01］.http://www.clponline.cn/info_show.asp? infoid=416.

［64］执业药师业务规范［EB/OL］.(2017-03-02)［2021-09-01］.http://www.cqlp.org/info/link.aspx? id=3213&page=1.

［65］杨建新.新知新觉:大力传承和培育工匠精神［N］.人民日报,2018-07-05(7).

［66］医学史三大经典药物［EB/OL］.(2015-08-13)［2021-09-01］.https://www.med66.com/yixuebaike/yixuewanhuatong/wy1508137669.shtml.

[67]《李时珍》课文原文［EB/OL］.（2018-01-15）［2021-09-01］. http://www. ruiwen. com/wenxue/kewen/400452. html.

[68] 韦钦国."修合无人见 存心有天知"的来历［EB/OL］.（2016-07-22）［2021-09-01］. http://www. cntcm. com. cn/zywh/2016-07/22/content_18493. htm.

[69] 胡庆余堂中药文化［EB/OL］.［2021-09-01］. https://www. ihchina. cn/Article/Index/detail? id＝14853.

[70] 陈李济［EB/OL］.（2010-12-22）［2021-09-01］. https://www. zhzyw. com/zyxx/zyqy/1012221369AEB83C37GECB490. html.

[71] 修正药业：用良心和责任制药［EB/OL］.（2012-10-15）［2021-09-01］. http://finance. people. com. cn/n/2012/1015/c153577-19268487. htm.

[72] 齐中熙，林晖，梁建强，等.生命至上，人民至上——武汉战"疫"重症患者救治工作纪实［EB/OL］.（2020-04-15）［2021-09-01］. http://www. xinhuanet. com/2020-04/15/c_1125861549. htm.

[73] 中共中国科学院党组.以身许家 国毕生新药梦："中药现代化的奋进者"王逸平［EB/OL］.（2019-03-01）［2021-09-01］. http://www. qstheory. cn/dukan/qs/2019-03/01/c_1124170150. htm.

[74] 凌再启.焦银旺：从并购专家到药企总裁［EB/OL］.（2005-07-15）［2021-09-01］. https://www. 39kf. com/yyjj/gc/2005-07-15-78621. shtml.

[75] 透过疫苗事件，看北京百年药店的药德［EB/OL］.（2016-03-25）［2021-09-01］. https://www. sohu. com/a/65615143_330268.

[76] 寻找独特 胡庆余堂：在欺骗者横行的时代依然戒欺，不断前行［EB/OL］.（2017-06-28）［2021-09-01］. https://www. sohu. com/a/152877657_672242.

[77] 婉妤.上海"药王"项松茂——坚持抗日，救友殉国［EB/OL］.（2021-04-23）［2021-09-01］. http://www. qstheory. cn/dukan/qs/2019-03/01/c_1124170150. htm.

[78] 金梁.英特物流荣获"全国抗击新冠肺炎疫情先进集体"［EB/OL］.（2020-09-08）［2021-09-01］. https://www. intmedic. com/index. php/news/info/55/535.

附　录

《伤寒杂病论·张机序》

东汉·张仲景

论曰：余每览越人入虢之诊，望齐侯之色，未尝不慨然叹其才秀也。怪当今居世之士，曾不留神医药，精究方术，上以疗君亲之疾，下以救贫贱之厄，中以保身长全，以养其生，但竞逐荣势，企踵权豪，孜孜汲汲，惟名利是务，崇饰其末，忽弃其本，华其外，而悴其内，皮之不存，毛将安附焉。卒然遭邪风之气，婴非常之疾，患及祸至，而方震栗，降志屈节，钦望巫祝，告穷归天，束手受败，赍百年之寿命，持至贵之重器，委付凡医，恣其所措，咄嗟呜呼！厥身已毙，神明消灭，变为异物，幽潜重泉，徒为啼泣，痛夫！举世昏迷，莫能觉悟，不惜其命，若是轻生，彼何荣势之足云哉！而进不能爱人知人，退不能爱身知己，遇灾值祸，身居厄地，蒙蒙昧昧，蠢若游魂。哀乎！趋势之士，驰竞浮华，不固根本，忘躯徇物，危若冰谷，至于是也。余宗族素多，向余二百，建安纪元以来，犹未十稔，其死亡者，三分有二，伤寒十居其七。感往昔之沦丧，伤横夭之莫救，乃勤求古训，博采众方，撰用《素问》《九卷》《八十一难》《阴阳大论》《胎胪药录》，并平脉辨证，为《伤寒杂病论》合十六卷，虽未能尽愈诸病，庶可以见病知源，若能寻余所集，思过半矣。夫天布五行，以运万类，人禀五常，以有五脏，经络府俞，阴阳会通，玄冥幽微，变化难极，自非才高识妙，岂能探其理致哉！上古有神农、黄帝、歧伯、伯高、雷公、少俞、少师、仲文,中世有长桑、扁鹊,汉有公乘阳庆及仓公,下此以往,未之闻也。观今之医,不念思求经旨,以演其所知,各承家技,终始顺旧,省疾问病,务在口给。相对须臾,便处汤药,按寸不及尺,握手不及足,人迎趺阳,三部不参,动数发息,不满五十,短期未知决诊,九候曾无仿佛,明堂阙庭,尽不见察,所谓窥管而已。夫欲视死别生,实为难矣。孔子云:生而知之者上,学则亚之,多闻博识,知之次也。余宿尚方术,请事斯语。

汉长沙太守南阳张机序

《备急千金要方·序例·论大医精诚第二》

唐·孙思邈

张湛曰:夫经方之难精,由来尚矣。今病有内同而外异,亦有内异而外同,故五脏六腑之盈虚,血脉荣卫之通塞,固非耳目之所察,必先诊候以审之。而寸口关尺有浮沉弦紧之乱,穴流注有高下浅深之差,肌肤筋骨有浓薄刚柔之异,唯用心精微者,始可与言于兹矣。今以至精至微之事,求之于至粗至浅之思,其不殆哉!若盈而益之,虚而损之,通而彻之,塞而壅之,寒而冷之,热而温之,是重加其疾而望其生,吾见其死矣。故医方卜筮,艺能之难精者也。既非神授,何以得其幽微。世有愚者,读方三年,便谓天下无病可治;及治病三年,乃知天下无方可用。故学人必须博极医源,精勤不倦,不得道听途说,而言医道已了,深自误哉。

凡大医治病,必当安神定志,无欲无求,先发大慈恻隐之心,誓愿普救含灵之苦。若有疾厄来求救者,不得问其贵贱贫富,长幼妍媸,怨亲善友,华夷愚智,普同一等,皆如至亲之想。亦不得瞻前顾后,自虑吉凶,护惜身命,见彼苦恼,若己有之,深心凄怆,勿避险巇,昼夜寒暑,饥渴疲劳,一心赴救,无作功夫形迹之心。如此可为苍生大医。反此则是含灵巨贼。自古名贤治病,多用生命以济危急,虽曰贱畜贵人,至于爱命,人畜一也。损彼益己,物情同患,况于人乎?夫杀生求生,去生更远,吾今此方,所以不用生命为药者,良由此也。

其虻虫、水蛭之属,市有先死者,则市而用之,不在此例。只如鸡卵一物,以其混沌未分,必有大段要急之处,不得已隐忍而用之,能不用者,斯为大哲亦所不及也。其有患疮痍下痢,臭秽不可瞻视,人所恶见者,但发惭愧、凄怜、忧恤之意，不得起一念蒂芥之心，是吾之志也。

夫大医之体，欲得澄神内视，望之俨然，宽裕汪汪，不皎不昧，省病诊疾，至意深心，详察形候，纤毫勿失，处判针药，无得参差。虽曰病宜速救，要须临事不惑，唯当审谛覃思，不得于性命之上，率尔自逞俊快，邀射名节，甚不仁矣。又到病家，纵绮罗满目，勿左右顾眄，丝竹凑耳，无得似有所娱，珍馐迭荐，食如无味，兼陈，看有若无。所以尔者，夫一人向隅，满堂不乐，而况病患苦楚，不离斯须，而医者安然欢娱，傲然自得，兹乃人神之所共耻，至人之所不为，斯盖医之本意也。

夫为医之法，不得多语调笑，谈谑喧哗，道说是非，议论人物，炫耀声名，訾毁诸医，自矜己德。偶然治瘥一病，则昂头戴面，而有自许之貌，谓天下无双，此医人之膏肓也。老君曰：人行阳德，人自报之；人行阴德，鬼神报之。人行阳恶，人自报之；人行阴恶，鬼神害之。寻此二途，阴阳报施岂诬也哉。所以医人不得恃己所长，专心经略财物，但作救苦之心，于冥运道中，自感多福者耳。又不得以彼富贵，处以珍贵之药，令彼难求，自炫功能，谅非忠恕之道。志存救济，故亦曲碎论之。学人不可耻言之鄙俚也。

《活幼心书·决证诗赋》节选

元·曹世荣

戒毁同道

大抵行医片言处，深思浅发要安详；更兼忠浓斯为美，切戒逢人恃己长。

郑端友曰：医门一业，慈爱为先，尝存救治之心，方集古贤之行。近世医者，诊察诸疾，未言理疗，訾毁前医，不量病有浅深。效有迟速，亦有阴虚阳实，翕合转移，初无定论，惟务妒贤嫉能，利己害人，惊谑病家，意图浓略，尤见不仁之心甚矣。昔神宗时，钱仲阳为医有声。皇子仪国公病螈国医莫能治，长公主朝，因言钱乙起草野，有异能。立召入。进黄土汤而愈。神宗褒谕，问黄土何以愈斯疾状。乙对曰：以土胜水，木得其平，则风自止。且诸医所治垂愈，小臣适当其愈。上悦其对，擢太医丞，赐紫衣金鱼，一旦超然众医之表，岂不贵哉。学人能以仲阳之心为心，则善矣。

为医先去贪嗔

为医先要去贪嗔，用药但凭真实心；富不过求贫不倦，神明所在俨如临。

人有恒心，践履端谨，始可与言医道矣。凡有请召，不以昼夜寒暑远近亲疏，富贵贫贱，闻命即赴，视彼之疾，举切吾身，药必用真，财无过望，推诚拯救，勿惮其劳，冥之中，自有神佑。如临汝张彦明为医，未尝以钱为较，应有求医，期于必效。一日城中火灾，周回尽，烟焰中独存其居，后且子孙荣贵。以此见天道有阴扶显助之灵，诚为可敬。

《古今医统大全·医道》节选

明·徐春甫

药性有阴阳而不专于阴阳，有所谓阳中之阴、阴中之阳，差之毫厘，谬以千里。粗工则不核重轻而妄投之。此其难，五也。（《宋学士文集》）

《物理论》曰：夫医者，非仁爱之士不可托也，非聪明达理不可任也，非廉洁淳良不可信也。

是以古之用医，必选明良，其德能仁恕博爱，其智能宣畅曲解，能知天地神祇之次，能明性命吉凶之数，处虚实之分，定顺逆之节，原疾病之轻重，而量药剂之多少，贯微通幽，不失细少。如此乃谓良医，岂区区俗学能之哉？（《初学记》）

医之为道，由来尚矣。原百病之起愈，本乎黄帝；辨百药之味性，本乎神农；汤液则本乎伊芳尹。此三圣人者，拯黎元之疾苦，赞天地之生育，其有功于万世大矣。万世之下，深于此道者，是亦圣人之徒也。贾谊曰：古之至人，不居朝廷，必隐于医卜。孰谓方技之士岂无豪杰者哉？（《续医说》）

《论语》曰：人而无恒，不可以作巫医。孔子叹人不可以无恒而善，其言之有理。朱子注云：巫所以交鬼神，医所以寄死生。歧而二之，似未当也。夫医之为道，始于神农，阐于黄帝，按某病用某药，着有《内经素问》，所谓圣人坟典之书，以援民命，安可与巫觋之流同日而语耶？但学医者有精粗不同，故名因之有异。精于医者曰明医，善于医者曰良医，寿君保相曰国医，粗工昧理曰庸医，击鼓舞趋，祈禳疾病曰巫医。（以巫而替医，故曰巫医也。）是则巫觋之徒，不知医药之理者也。

夫用药如用刑，误即便隔死生。然刑有司鞠成，然后议定，议定然后书罪。盖人命一死不可复生，故须如此详谨。用药亦然。今医者至病家，便以所见用药。若高医识病知脉，药相当，如此即应手作效。或庸下之流孟浪，

乱施汤剂，逡巡便至危殆。如此杀人，何太容易？良由病家不善择医，平日未尝留心于医术也。可不慎哉！（《本草类方》）

医学贵精，不精则害人匪细。间有无知辈，窃世医之名，抄检成方，略记《难经》《脉诀》不过三者尽之，自信医学无难矣。此外惟修边幅，饰以衣骑，习以口给，诌媚豪门，巧彰虚誉，摇摇自满，适以骇俗。一遇识者洞见肺肝，掣肘莫能施其巧，犹面谀而背诽之。又讥同列看书访学，徒自劳苦。凡有治疗，率尔狂诞，妄投药剂。偶尔侥效，需索百端；凡有误伤，则曰尽命。

俗多习此为套，而曰医学无难，岂其然乎？于戏！而医日相流于弊矣，无怪乎缙绅先生之鄙贱矣。欲其有得真医亦寡矣。幸天道好生而恶杀，速昭其报施，庸横早亡，人皆目击。迩有士人被误药而立毙，家人讼之。法司拘而审，律不过答罪，随释而驰归。未逾年被贼肢解而死，景非天道之报耶？小说嘲庸医早亡诗云：不肖谁知假，贤良莫识真。

庸医不早死，误尽世间人。岂非天道恶之耶？故甫尝戒诸子弟：医惟大道之奥，性命存焉。凡业者必要精心研究，以抵于极，毋谓易以欺人，惟图侥幸。道艺自精，必有知者，总不谋利于人，自有正谊在己。《易》曰：积善积恶，殃庆各以其类至。安得谓不利乎？

《医德十二箴》

德国·胡佛兰德

一、医生活着不是为自己，而是为患者，这是职业的性质所决定。作为医生不要追求个人名誉和利益，而要用忘我的工作来救死扶伤，治病救人，不要怀有别的目的。

二、面对患者，应考虑的仅仅是他的病情，而不是他的地位和钱财，应该掂量一下有钱人的一撮金钱和穷人感激的泪水，你要的是哪一个？

三、在医疗实践中，应该时刻记住患者是你的服务的对象，而不是你任意摆布的弓和箭，绝不能去糊弄他们，诊疗中不要有偏见，切忌思想狭窄地去考虑问题。

四、把你的博学和时髦的东西搁在一边，学习如何通过你的言语和行动来赢得患者的信任，而这些不是表面的、偶然的或者是虚伪的，切不可口若悬河、故弄玄虚。

五、在晚上应该想一下白天所发生的事情，把你一天中得到的经验和观察到的东西都记下来，这样做有得于患者，有得于社会。

六、一次慎重、仔细地检查与查房比频繁而粗疏的检查好得多。

七、即使患者病入膏肓无药可救治，你仍应当维持他的生命，解除他的痛苦来尽你的义务，如果放弃就意味着不人道。当你不能救他时也应该去安慰他，要争取延长他的生命，哪怕是很短的时间，这是作为医生应有的表现。

八、应尽可能地减少患者的医疗费用，你挽救了他的生命而拿走他维持生活的费用，那有什么意思呢？

九、医生需要获得公众的好评。不论你有多大的学问、多光彩的行为，都不要有热衷于赌博、酗酒、纵欲，你只有得到人民的信任，才会获得大众的好评。

十、尊重和爱护同行，如不可能，最低限度也是忍让，不要谈论别人，宣传别人的缺点和小小的过失。每个医生在医疗上都有他的特点和方法，而其他医生，不宜做轻率的评判。要尊重比你年长的医生，爱护比你年轻的医生，发扬他们的长处，应该拒绝评论他们采取的新的治疗。

十一、一次会诊不要请许多人，最多四名，要选合适的人参加。讨论中应该考虑的是患者的安全，不要做其他的争论。

十二、当一个患者撇开他的经治医生来和你商量时，你不要欺瞒他。应该叫他听原来医生的话，只有发现那位医生违背原则并确信在某些方面有治疗错误时，再去纠正他，这才是公平的。特别是涉及对他的行为和素质的评论时，更是如此。

《纽伦堡法典》

1.受试者的自愿同意绝对必要。这意味着接受试验的人有同意的合法权利；应该处于有选择自由的地位，不受任何势力的干涉、欺瞒、蒙蔽、挟持、哄骗或者其他某种隐蔽形式的压制或强迫；对于试验的项目有充分的知识和理解，足以做出肯定决定之前，必须让他知道试验的性质、期限和目的；试验方法及采取的手段；可以预料到的不便和危险，对其健康或可能参与试验的人的影响。确保同意的质量的义务和责任，落在每个发起、指导和从事这个试验的个人身上。这只是一种个人的义务和责任，并不是代表别人，自己却可以逍遥法外。

2.试验应该收到对社会有利的富有成效的结果,用其他研究方法或手段是无法达到的,在性质上不是轻率和不必要的。

3.试验应该立足于动物实验取得结果,对疾病的自然历史和别的问题有所了解的基础上,经过研究,参加试验的结果将证实原来的实验是正确的。

4.试验进行必须力求避免在肉体上和精神上的痛苦和创伤。

5.事先就有理由相信会发生死亡或残疾的试验一律不得进行,除了试验的医生自己也成为受试者的试验不在此限。

6.试验的危险性,不能超过试验所解决问题的人道主义的重要性。

7.必须做好充分的准备和有足够能力保护受试者,排除哪怕是微之又微的创伤、残疾和死亡的可能性。

8.疾验只能由科学上合格的人进行。进行试验的人员,在试验的每一阶段都需要有极高的技术和管理。

9.当受试者在试验过程中,已经到达这样的肉体与精神状态,即继续进行已经不可能的时候,完全有停止试验的自由。

10.在试验过程中,主持试验的科学工作者,如果他有充分理由相信即使操作是诚心诚意的,技术是高超的,判断也是审慎的,但是试验继续进行,受试者照样还会出现创伤、残疾和死亡的时候,必须随时中断试验。

附录二　与药德相关的准则规范和纲要文件

中国执业药师职业道德准则

（2006 年 10 月发布，2009 年 6 月修订）

一、救死扶伤，不辱使命

执业药师应当将患者及公众的身体健康和生命安全放在首位，以我们的专业知识、技能和良知，尽心、尽职、尽责为患者及公众提供药品和药学服务。

二、尊重患者，平等相待

执业药师应当尊重患者或消费者的价值观、知情权、自主权、隐私权，对待患者或消费者应不分年龄、性别、民族、信仰、职业、地位、贫富，一视同仁。

三、依法执业，质量第一

执业药师应当遵守药品管理法律、法规，恪守职业道德，依法独立执业，确保药品质量和药学服务质量，科学指导用药，保证公众用药安全、有效、经济、适当。

四、进德修业，珍视声誉

执业药师应当不断学习新知识、新技术，加强道德修养，提高专业水平和执业能力；知荣明耻，正直清廉，自觉抵制不道德行为和违法行为，努力维护职业声誉。

五、尊重同仁，密切协作

执业药师应当与同仁和医护人员相互理解，相互信任，以诚相待，密切配合，建立和谐的工作关系，共同为药学事业的发展和人类的健康奉献力量。

中国执业药师职业道德准则适用指导

（2007 年 3 月发布，2009 年 6 月修订）

第一章　总则

第一条　为便于贯彻实施《中国执业药师职业道德准则》，规范执业药师的执业行为，特制定《中国执业药师职业道德准则适用指导》（以下简称

《指导》)。

第二条　本《指导》适用于中国境内的执业药师,包括依法暂时代为履行执业药师职责的其他药学技术人员。

第三条　执业药师在执业过程中应当接受各级卫生行政部门及药品监督管理部门、执业药师协会和社会公众的监督。

第二章　救死扶伤,不辱使命

第四条　执业药师应当以维护患者和公众的生命安全和健康利益为最高行为准则,以自己的专业知识、技能和良知,尽心、尽职、尽责为患者及公众服务。

第五条　执业药师应当以救死扶伤,实行人道主义为己任,时刻为患者着想,竭尽全力为患者解除病痛。

第六条　在患者和公众生命安全存在危险的紧急情况下,为了患者及公众的利益,执业药师应当提供必要的药学服务和救助措施。

第七条　执业药师应当树立敬业精神,遵守职业道德,全面履行自己的职责,为患者及公众提供高质量的药品和药学服务。

第三章　尊重患者,平等相待

第八条　执业药师应当按规定着装,佩戴全国统一的执业药师徽记和标明其姓名和执业药师称谓等内容的胸卡,同时,《执业药师注册证》应当悬挂在所执业的药店或药房中醒目、易见的地方。

第九条　执业药师应当言语、举止文明礼貌,热心、耐心、平等对待患者,不得有任何歧视性或其他不道德的行为。

第十条　执业药师应当尊重患者隐私,对在执业过程中知晓的患者隐私,不得无故泄漏。

第十一条　在执业过程中,除非确有正当合法的理由,执业药师不得拒绝为患者调配处方、提供药品或药学服务。

第十二条　执业药师应当满足患者的用药咨询需求,提供专业、真实、准确、全面的药学信息,不得在药学专业服务的项目、内容、费用等方面欺骗患者。

第四章　依法执业,质量第一

第十三条　执业药师应当遵守药品管理法律、法规,恪守中国执业药师职业道德准则,依法独立执业,认真履行职责,科学指导用药,确保药品质量和药学服务质量,保证公众用药安全、有效、经济、适当。

第十四条　执业药师应当按规定进行注册,参加继续教育,并依法执行药学服务业务。

第十五条　执业药师应当在合法的药品零售企业、医疗机构从事合法的药学技术业务活动,不得在执业场所以外从事经营性药品零售业务。

第十六条　执业药师不得将自己的《执业药师资格证书》、《执业药师注册证》、徽记、胸卡交于其他人或机构使用;不得在药品零售企业、医疗机构只挂名而不现场执业;不得同意或授意他人使用自己的名义向公众推销药品或提供药学服务。

第十七条　执业药师应当在职在岗,不得同时在两个或两个以上执业范围和执业地区执业。暂时离开执业场所并没有其他执业药师替代时,应当有执业药师暂时离开、暂停关键药学服务业务的告示。

第十八条　执业药师应当了解药品的性质、功能与主治和适应证、作用机理、不良反应、禁忌、药物相互作用、储藏条件及注意事项。

第十九条　执业药师应当向患者准确解释药品说明书,注重对药品使用禁忌、不良反应、注意事项和使用方法的解释说明,并详尽回答患者的用药疑问。

第二十条　执业药师应当客观地告知患者使用药品可能出现的不良反应,不得夸大药品的疗效,也不得故意对可能出现的用药风险做不恰当的表述或做虚假承诺。

第二十一条　执业药师应当凭医师处方调配、销售处方药,应对医师处方进行审核,确认处方的合法性与合理性,并签字后依据处方正确调配、销售药品。对处方不得擅自超越法律授权更改或代用。对有配伍、使用禁忌或超剂量的处方,应当拒绝调配、销售,必要时,经处方医师更正或者重新签字,方可调配、销售。

第二十二条　执业药师应当对患者正确使用处方药、选购和使用甲类非处方药提供用药指导;对于患者提出的乙类非处方药选择、使用等问题,以及其他有关药品和健康方面的问题,应当给予热情、耐心、准确、完整的解答。

第二十三条　对于病因不明或用药后可能掩盖病情、延误治疗或加重病情的患者，执业药师应向其提出寻求医师诊断、治疗的建议。

第二十四条　对于儿童、孕妇、老人等特殊人群使用的药品，或者具有禁忌、严重不良反应或服用不当可能影响疗效甚至危及患者健康和生命安全的药品，在交付药品时，执业药师应当要求患者严格按照药品使用说明书的规定使用药品，并给予明确的口头提醒。对于国家特殊管理的药品，执业药师应当自觉严格遵守相关法律、法规的规定。

第二十五条　执业药师应当管理所执业机构的药品质量和药学服务质量，依法组织制定、修订并监督实施能够有效保证药品质量和药学服务质量的管理规章和制度。

第二十六条　执业药师应当依法购进、贮藏药品，保证药品购进渠道、储藏条件合法，保证购进、储藏药品的质量。

第二十七条　执业药师不得调配、推销、分发质量不合格、不符合购进药品验收规定或过期、回收的药品给患者。

第二十八条　执业药师不应当接受自己不能办理的药学业务，但在紧急情况下为了患者及公众的利益必须提供的药学服务和救助措施除外。

第二十九条　执业药师因执业过错给所在执业单位造成损失的，应当依法承担相应的责任。

第三十条　执业药师应当谨慎保管配药记录，保证其不丢失或毁损，便于查阅。

第三十一条　执业药师应当恪守独立执业、履行职责的原则，拒绝任何明显危害患者生命安全或身体健康、违反法律或社会伦理道德的购药要求。

第三十二条　执业药师应当指导、监督和管理其药学技术助理或药学实习生的处方药调配、销售或服务过程，对药学服务质量负责。对于不正确的处方药调配、销售或服务，执业药师应予以纠正。

第三十三条　执业药师应当关注药品不良反应并注意收集药品不良反应信息，自觉严格执行药品不良反应报告制度。

第五章　进德修业，珍视声誉

第三十四条　执业药师应当积极参加执业药师自律组织举办的有益于职业发展的活动，珍视和维护职业声誉，模范遵守社会公德，提高职业道德水准。

第三十五条　执业药师应当积极主动接受继续教育,不断完善和扩充专业知识,关注与执业活动相关的法律法规的变化,以不断提高执业水平。

第三十六条　执业药师应当积极参加社会公益活动,深入社区和乡村为城乡居民提供广泛的药品和药学服务,大力宣传和普及安全用药知识和保健知识。

第三十七条　执业药师应当遵守行业竞争规范,公平竞争,自觉维护执业秩序,维护执业药师的职业荣誉和社会形象。执业药师不得有下列行为:以贬低同行的专业能力和水平等方式招揽业务;以提供或承诺提供回扣等方式承揽业务;利用新闻媒介或其他手段提供虚假信息或夸大自己的专业能力;在胸卡上印有各种学术、学历、职称、社会职务以及所获荣誉等;私自收取回扣、礼物等不正当收入。

第三十八条　执业药师不得并抵制采用有奖销售、附赠药品或礼品销售等销售方式向公众促销药品,干扰、误导购药者的购药行为。不得以牟取自身利益或所在执业单位及其他单位的利益为目的,利用自己的职业声誉和影响以任何形式向公众进行误导性或欺骗性的药品及药学、医疗服务宣传和推荐。

第三十九条　执业药师在执业过程中不得饮酒,在面对面提供药学服务的过程中不得有吸烟、饮食及其他与所提供药学服务无关的行为。

第四十条　执业药师应当对涉及药学领域内任何成员的不道德或不诚实的行为以及败坏职业荣誉的行为进行揭露和抵制。

第四十一条　执业药师不得与药品生产、经营企业及其业务人员、医疗机构及其医师、护理人员等执业相关人员共谋不合法利益,不得利用执业药师身份开展或参与不合法的商业活动。

第六章　尊重同仁,密切协作

第四十二条　执业药师应当尊重同行,同业互助,公平竞争,共同提高执业水平,不应诋毁、损害其他执业药师的威信和声誉。

第四十三条　执业药师应当加强与医护人员、患者之间的联系,保持良好的沟通、交流与合作,积极参与用药方案的制订、修订过程,提供专业、负责的药学支持。

第四十四条　执业药师应当与医护人员相互理解,以诚相待,密切配合,建立和谐的工作关系。发生责任事故时应分清自己的责任,不得相互推诿。

第七章　附则

第四十五条　各级执业药师协会及相关组织,应当采取有效措施,切实贯彻《中国执业药师职业道德准则》及本《指导》。

第四十六条　对于违反《中国执业药师职业道德准则》和本《指导》的执业药师及代行执业药师职责的其他药学技术人员,由执业药师协会依据章程给予相应的处理。

第四十七条　本《指导》由中国执业药师协会负责解释。

第四十八条　本《指导》自修订通过之日起施行。

执业药师诚信执业倡议书

全国的执业药师朋友们:

执业药师肩负着保障药品质量,指导患者安全、合理用药的重要职责,责任重大、使命光荣。今天是全国信用记录关爱日,为了提高执业药师信用意识,弘扬执业药师职业道德,推动执业药师信用体系建设,值此之机,国家药监局执业药师资格认证中心向全国的执业药师发出倡议:

一、强化业务学习,提升专业化水平。充分知晓药品管理各项法规与政策,主动学习医药学知识,不断提升执业技能和服务水平。以专业的知识、科学的精神、耐心的态度,提供有底线、有底蕴、有技巧、有温度的药学服务,向社会传递正能量。

二、做好药学服务,保障用药安全。爱岗敬业,恪尽职守,负责药品质量,指导合理用药,开展优质药学服务,在健康促进、预防保健、处方审核、用药指导、咨询照护、慢病管理等方面担当作为,树立执业药师良好形象,展现执业药师精神风貌。

三、弘扬诚信风尚,自觉接受监督。知荣明耻,正直清廉,自觉抵制不道德行为和违法行为,努力维护职业声誉。接受监管部门、消费者和新闻媒体的监督,决不采取不正当手段欺骗检查和监督,积极营造"守信光荣、失信可耻"的良好社会氛围。

我们真诚呼吁从我做起，从现在做起，从我们各自所在的岗位做起，不断学习、精益求精、遵纪守法、诚信执业、真心服务，真正成为药品安全的保卫者、人民健康的守护人！

国家药监局执业药师中心

2020 年 6 月 14 日

执业药师业务规范

第一章　总则

第一条　为规范执业药师的业务行为，践行优良药学服务，保障公众合理用药，倡导行业自律，根据我国相关法律法规和政策制定本规范。

第二条　本规范适用于直接面向公众提供药学服务的执业药师。执业药师应当对公众合理使用药品负责。

第三条　执业药师业务规范是指执业药师在运用药学等相关专业知识和技能从事业务活动时，应当遵守的行为准则。

执业药师的业务活动包括处方调剂、用药指导、药物治疗管理、药品不良反应监测、健康宣教等。

第四条　执业药师应当遵纪守法、爱岗敬业、遵从伦理、服务健康、自觉学习、提升能力，达到本规范的基本要求。

执业药师应当佩戴执业药师徽章上岗，以示身份。

第五条　执业药师应当掌握获取医药卫生信息资源的技能，通过各种方式与工具收集、整理、归纳分析各类有价值的信息，用于开展各项业务活动。

第六条　执业药师所在单位应当为执业药师履行本规范提供必要的条件，支持并保障执业药师开展药学服务。

第二章　处方调剂

第七条　处方调剂包括处方审核、处方调配、复核交付和用药交待。执业药师应当凭医师处方调剂药品，无医师处方不得调剂。

处方调剂应当遵守国家有关法律、法规与规章，以及基本医疗保险制度等各项规定。

第八条　处方审核包括处方的合法性审核、规范性审核和适宜性审核。

第九条 处方的合法性审核,包括处方来源、医师执业资格、处方类别。

执业药师对于不能判定其合法性的处方,不得调剂。

第十条 处方的规范性审核,包括逐项检查处方前记、正文和后记是否完整,书写或印制是否清晰,处方是否有效,医师签字或签章与备案字样是否一致等。

执业药师对于不规范处方,不得调剂。

第十一条 处方的适宜性审核,应当包括如下内容:

(一)处方医师对规定皮试的药品是否注明过敏试验,试验结果是否阴性;

(二)处方用药与临床诊断是否相符;

(三)剂量、用法和疗程是否正确;

(四)选用剂型与给药途径是否合理;

(五)是否重复给药,尤其是同一患者持二张以上处方;

(六)是否存在潜在临床意义的药物相互作用、配伍禁忌;

(七)是否存在特殊人群用药禁忌,如:妊娠及哺乳期妇女、婴幼儿及儿童、老年人等;

(八)其他不适宜用药的情况。

对于存在用药不适宜情形的处方,应当告知处方医师,要求确认或者重新开具处方;不得擅自更改或者自行配发代用药品。

第十二条 处方审核合格后,执业药师依据处方内容调配药品,调配时应当做到:

(一)按照处方上药品的顺序逐一调配;

(二)药品配齐后,与处方逐条核对药品名称、剂量、规格、数量和用法用量,并准确书写标签;

(三)对特殊管理药品及高危药品按规定登记;

(四)同一患者持二张以上处方时,逐张调配,以免发生差错;

(五)防范易混淆药品的调配差错,如名称相近或读音相似、包装外观相仿及同品种多规格药品等的情形;

(六)调配后在外包装上分别贴上用药标签,内容包含:姓名、用法、用量、贮存条件等;对需要特殊贮存条件的药品,应当加贴或者加盖醒目提示标签。

第十三条　调配中药饮片时,分剂量应当按"等量递减""逐剂复戥"的方法。有先煎、后下、包煎、冲服、烊化、另煎等要求的,应当另行单包并注明用法。

调配好的中药饮片包装均应当注明患者姓名、剂数、煎煮方法、注意事项等内容。

第十四条　药品交付前,执业药师应当核对调配的药品是否与处方所开药品一致、数量相符,有无错配、漏配、多配。

第十五条　药品交付时,执业药师应当核实交付,按处方顺序将药品逐个交与患者、患者家属或看护人,并按照处方或者医嘱进行用药交待与指导。

第十六条　处方调剂应当实行药品调配与复核交付双人核对制度。

执业药师在完成处方调剂后,应当在处方上加盖专用签章或者签名。

第十七条　处方应当按规定保存备查。

第三章　用药指导

第十八条　执业药师应当主动对患者提供个性化的合理用药指导。内容包括:

(一)药品名称及数量;

(二)用药适应证;

(三)用药剂量:首次剂量和维持剂量。必要时需解释剂量如何折算、如何量取等;对于"必要时"使用的药品应当特别交待一日最大限量;

(四)用药方法:日服次数或间隔时间、疗程,特别是药品说明书上有特殊使用要求的,应当特别交待或演示,必要时在用药标签中标注;

(五)预期药品产生药效的时间及药效维持的时间;

(六)忘服或漏服药品的处理办法,关注患者的用药依从性;

(七)药品常见的不良反应,如何避免及应对方法;

(八)自我监测药品疗效的方法;

(九)提示不能同时使用的其他药品或饮食。

第十九条　执业药师指导患者使用药品,应当做到:

(一)了解患者对医学和药品知识的掌握程度;

（二）辅导患者如何正确使用药品；

（三）确认患者是否已经了解指导建议；

（四）提醒患者应该注意的事项。

第二十条　执业药师有责任和义务对患者提供用药咨询，通过直接与患者、家属交流，解答其用药疑问，介绍药品和疾病的常识。执业药师接受咨询时应当做到：

（一）注重礼仪，尊重患者隐私；

（二）了解患者日常用药情况，判断患者既往用药的正确性；

（三）使用通俗性语言；

（四）对首次使用该药品的、用药依从性差的及使用治疗指数低的药品的患者，应当提供书面的指导资料。

第二十一条　对购买非处方药的患者或消费者，执业药师有责任和义务提供专业指导，内容主要包括：

（一）询问近期疾病和用药情况；

（二）询问患者是否有药物禁忌证、过敏史等；

（三）对患者非处方药的选用给予建议与指导。

第四章　药物治疗管理

第二十二条　执业药师应当主动参与患者的药物治疗管理，为患者合理用药、优化药物疗效提供专业服务。药物治疗管理包含：

（一）采集患者个体的所有治疗相关信息；

（二）评估和确认患者是否存在药物治疗问题；

（三）与患者一起确定治疗目标，制订干预措施，并执行药学监护计划；

（四）对制订的治疗目标进行随访和进一步评估，以确保患者的药物治疗达到最佳效果。

第二十三条　开展药物治疗管理的执业药师应当掌握沟通技能和药物治疗评估的实践技能。

第二十四条　执业药师应当在与患者建立互信关系的基础上，采集患者相关信息，建立药历。采集的信息包括：患者个人基本信息、目前病情与诊断、用药体验、疾病史、过敏史、药物治疗方案等。

患者的个人隐私在交流与记录中应当予以保护。

第二十五条 执业药师采集患者信息后,应当对患者药物治疗的适宜性、有效性、安全性及用药依从性方面进行用药评估。

用药评估包括:判断患者所使用的药品是否与适应证相符合;评估患者的治疗效果,确认是否存在任何药物治疗问题。如发现药物治疗问题,应当按照药物治疗问题影响患者的严重和难易程度,依先后顺序解决。确认患者是否能够并愿意遵从医嘱服用药物。

第二十六条 执业药师应当针对患者的每种疾病,与患者共同确立治疗目标并拟定药学监护计划。必要时,执业药师应当与患者和其主治医师互相讨论其治疗目标,并获得共识。

第二十七条 执业药师的干预措施应当针对患者个体的病情、药物相关需求和药物治疗问题,并做好记录。

第二十八条 执业药师在执行药学监护计划时,应当拟定收集监测数据的时间表,确定需监测的临床指标,以评估患者药物治疗效果。

药物治疗管理中,应当提供患者用药清单,以便提醒患者用药以及就诊时与医师和药师沟通信息。

第二十九条 执业药师进行患者疗效随访评估时,应当依据治疗目标,评估患者实际治疗结果,确定患者达到治疗目标的进度,判断患者的药物治疗是否存在任何安全性或用药依从性问题、是否有新的药物治疗问题发生。

第三十条 药物治疗管理的记录应当包括:患者的主诉、临床客观指标、评估患者存在的药物治疗问题以及下一步药物治疗计划。执业药师应当鼓励患者、家属或看护者积极参与药物治疗和用药评估的全过程。

第三十一条 药物治疗管理以达到治疗目标为终点,整个过程必须是系统的,且可以持续执行。对于药品的用法、用量处于调整阶段以及其它需要特别关注的患者,执业药师应当加强随访,追踪用药成效。

第三十二条 药物治疗管理的重点对象包括:

(一)就医或变更治疗方案频繁者;

(二)多科就诊或多名医师处方者;

(三)患有 2 种以上慢性疾病者;

(四)服用 5 种以上药品者;

(五)正在服用高危药品或依从性差者;

（六）药品治疗费用较高者。

第五章　药品不良反应监测

第三十三条　执业药师应当承担药品不良反应监测的责任，对使用药品进行跟踪，特别关注处于药品监测期和特殊人群使用的药品。发现药品不良反应时，应当及时记录、填写报表并按《药品不良反应报告和监测管理办法》的规定上报。

第三十四条　执业药师在日常用药咨询和药物治疗管理中，应当特别关注患者新发生的疾病，仔细观察患者的临床症状和不良反应，判断患者新发生的疾病是否与药品的使用有关，一旦发现，应当及时纠正和上报。

第六章　健康宣教

第三十五条　执业药师有责任和义务对公众宣传疾病预防和药品使用的知识，积极倡导健康生活方式，促进合理用药。

第三十六条　执业药师在社区中应当是健康信息的提供者，协助居民了解慢性疾病的危害性以及预防慢性疾病的重要性。

第三十七条　执业药师应当知晓国家和世界健康与疾病防控宣传日；关注和学习国家卫生行政部门定期发布的慢性疾病报告，了解本地区慢性疾病发病现状，有针对性地开展健康教育，为预防和控制慢性疾病的发生和流行发挥作用。

第三十八条　开展公众用药教育的形式包括：

（一）开展用药相关的健康知识讲座，提供教育资料；

（二）在社区和公共场所，为特殊人群提供用药相关教育；

（三）发放患者用药咨询联系卡。联系卡包含对外联系方式、工作时间、建议咨询的内容、合理用药常识等。

第三十九条　执业药师可以通过适当的形式告知社区居民如何纠正不健康的生活方式（如控制体重、适当饮食、坚持锻炼以及戒烟等），预防、减少慢性疾病的发生。

第四十条　执业药师应当在控制药物滥用方面发挥积极作用。

严格执行特殊管理药品的管理制度，发现有药物滥用者应当及时告知其危害性。

第七章　附则

第四十一条　本规范由国家食品药品监督管理总局执业药师资格认证中心、中国药学会、中国医药物资协会、中国非处方药物协会和中国医药商业协会共同参与制定。

国家食品药品监督管理总局执业药师资格认证中心负责解释。

第四十二条　本规范自 2017 年 1 月 1 日起施行。

《"健康中国 2030"规划纲要》节选

序言

健康是促进人的全面发展的必然要求，是经济社会发展的基础条件。实现国民健康长寿，是国家富强、民族振兴的重要标志，也是全国各族人民的共同愿望。

党和国家历来高度重视人民健康。新中国成立以来特别是改革开放以来，我国健康领域改革发展取得显著成就，城乡环境面貌明显改善，全民健身运动蓬勃发展，医疗卫生服务体系日益健全，人民健康水平和身体素质持续提高。2015 年我国人均预期寿命已达 76.34 岁，婴儿死亡率、5 岁以下儿童死亡率、孕产妇死亡率分别下降到 8.1‰、10.7‰和 20.1/10 万，总体上优于中高收入国家平均水平，为全面建成小康社会奠定了重要基础。同时，工业化、城镇化、人口老龄化、疾病谱变化、生态环境及生活方式变化等，也给维护和促进健康带来一系列新的挑战，健康服务供给总体不足与需求不断增长之间的矛盾依然突出，健康领域发展与经济社会发展的协调性有待增强，需要从国家战略层面统筹解决关系健康的重大和长远问题。

推进健康中国建设，是全面建成小康社会、基本实现社会主义现代化的重要基础，是全面提升中华民族健康素质、实现人民健康与经济社会协调发展的国家战略，是积极参与全球健康治理、履行 2030 年可持续发展议程国际承诺的重大举措。未来 15 年，是推进健康中国建设的重要战略机遇期。经济保持中高速增长将为维护人民健康奠定坚实基础，消费结构升级将为发展健康服务创造广阔空间，科技创新将为提高健康水平提供有力支撑，各方面制度更加成熟更加定型将为健康领域可持续发展构建强大保障。

为推进健康中国建设,提高人民健康水平,根据党的十八届五中全会战略部署,制定本规划纲要。本规划纲要是推进健康中国建设的宏伟蓝图和行动纲领。全社会要增强责任感、使命感,全力推进健康中国建设,为实现中华民族伟大复兴和推动人类文明进步作出更大贡献。

第十二章 完善药品供应保障体系

第一节 深化药品、医疗器械流通体制改革

推进药品、医疗器械流通企业向供应链上下游延伸开展服务,形成现代流通新体系。规范医药电子商务,丰富药品流通渠道和发展模式。推广应用现代物流管理与技术,健全中药材现代流通网络与追溯体系。落实医疗机构药品、耗材采购主体地位,鼓励联合采购。完善国家药品价格谈判机制。建立药品出厂价格信息可追溯机制。强化短缺药品供应保障和预警,完善药品储备制度和应急供应机制。建设遍及城乡的现代医药流通网络,提高基层和边远地区药品供应保障能力。

第二节 完善国家药物政策

巩固完善国家基本药物制度,推进特殊人群基本药物保障。完善现有免费治疗药品政策,增加艾滋病防治等特殊药物免费供给。保障儿童用药。完善罕见病用药保障政策。建立以基本药物为重点的临床综合评价体系。按照政府调控和市场调节相结合的原则,完善药品价格形成机制。强化价格、医保、采购等政策的衔接,坚持分类管理,加强对市场竞争不充分药品和高值医用耗材的价格监管,建立药品价格信息监测和信息公开制度,制定完善医保药品支付标准政策。

第二十章 促进医药产业发展

第一节 加强医药技术创新

完善政产学研用协同创新体系,推动医药创新和转型升级。加强专利药、中药新药、新型制剂、高端医疗器械等创新能力建设,推动治疗重大疾病的专利到期药物实现仿制上市。大力发展生物药、化学药新品种、优质中药、高性能医疗器械、新型辅料包材和制药设备,推动重大药物产业化,加快医疗器械转型升级,提高具有自主知识产权的医学诊疗设备、医用材料的国际竞争力。加快发展康复辅助器具产业,增强自主创新能力。健全质量标准体系,提升质量控制技术,实施绿色和智能改造升级,到 2030 年,药品、医

疗器械质量标准全面与国际接轨。

第二节 提升产业发展水平

发展专业医药园区,支持组建产业联盟或联合体,构建创新驱动、绿色低碳、智能高效的先进制造体系,提高产业集中度,增强中高端产品供给能力。大力发展医疗健康服务贸易,推动医药企业走出去和国际产业合作,提高国际竞争力。到 2030 年,具有自主知识产权新药和诊疗装备国际市场份额大幅提高,高端医疗设备市场国产化率大幅提高,实现医药工业中高速发展和向中高端迈进,跨入世界制药强国行列。推进医药流通行业转型升级,减少流通环节,提高流通市场集中度,形成一批跨国大型药品流通企业。

第二十一章 深化体制机制改革

第一节 把健康融入所有政策

加强各部门各行业的沟通协作,形成促进健康的合力。全面建立健康影响评价评估制度,系统评估各项经济社会发展规划和政策、重大工程项目对健康的影响,健全监督机制。畅通公众参与渠道,加强社会监督。

第二节 全面深化医药卫生体制改革

加快建立更加成熟定型的基本医疗卫生制度,维护公共医疗卫生的公益性,有效控制医药费用不合理增长,不断解决群众看病就医问题。推进政事分开、管办分开,理顺公立医疗卫生机构与政府的关系,建立现代公立医院管理制度。清晰划分中央和地方以及地方各级政府医药卫生管理事权,实施属地化和全行业管理。推进军队医院参加城市公立医院改革、纳入国家分级诊疗体系工作。健全卫生计生全行业综合监管体系。

第三节 完善健康筹资机制

健全政府健康领域相关投入机制,调整优化财政支出结构,加大健康领域投入力度,科学合理界定中央政府和地方政府支出责任,履行政府保障基本健康服务需求的责任。中央财政在安排相关转移支付时对经济欠发达地区予以倾斜,提高资金使用效益。建立结果导向的健康投入机制,开展健康投入绩效监测和评价。充分调动社会组织、企业等的积极性,形成多元筹资格局。鼓励金融等机构创新产品和服务,完善扶持措施。大力发展慈善事业,鼓励社会和个人捐赠与互助。

第四节　加快转变政府职能

进一步推进健康相关领域简政放权、放管结合、优化服务。继续深化药品、医疗机构等审批改革,规范医疗机构设置审批行为。推进健康相关部门依法行政,推进政务公开和信息公开。加强卫生计生、体育、食品药品等健康领域监管创新,加快构建事中和事后监管体系,全面推开"双随机、一公开"机制建设。推进综合监管,加强行业自律和诚信建设,鼓励行业协会商会发展,充分发挥社会力量在监管中的作用,促进公平竞争,推动健康相关行业科学发展,简化健康领域公共服务流程,优化政府服务,提高服务效率。

第二十二章　加强健康人力资源建设

第一节　加强健康人才培养培训

加强医教协同,建立完善医学人才培养供需平衡机制。改革医学教育制度,加快建成适应行业特点的院校教育、毕业后教育、继续教育三阶段有机衔接的医学人才培养培训体系。完善医学教育质量保障机制,建立与国际医学教育实质等效的医学专业认证制度。以全科医生为重点,加强基层人才队伍建设。完善住院医师与专科医师培养培训制度,建立公共卫生与临床医学复合型高层次人才培养机制。强化面向全员的继续医学教育制度。加大基层和偏远地区扶持力度。加强全科、儿科、产科、精神科、病理、护理、助产、康复、心理健康等急需紧缺专业人才培养培训。加强药师和中医药健康服务、卫生应急、卫生信息化复合人才队伍建设。加强高层次人才队伍建设,引进和培养一批具有国际领先水平的学科带头人。推进卫生管理人员专业化、职业化。调整优化适应健康服务产业发展的医学教育专业结构,加大养老护理员、康复治疗师、心理咨询师等健康人才培养培训力度。支持建立以国家健康医疗开放大学为基础、中国健康医疗教育慕课联盟为支撑的健康教育培训云平台,便捷医务人员终身教育。加强社会体育指导员队伍建设,到2030年,实现每千人拥有社会体育指导员2.3名。

第二节　创新人才使用评价激励机制

落实医疗卫生机构用人自主权,全面推行聘用制,形成能进能出的灵活用人机制。落实基层医务人员工资政策。创新医务人员使用、流动与服务提供模式,积极探索医师自由执业、医师个体与医疗机构签约服务或组建医生集团。建立符合医疗卫生行业特点的人事薪酬制度。对接国际通行模式,进一步优化和完善护理、助产、医疗辅助服务、医疗卫生技术等方面人员评价标准。创新人才评价机制,不将论文、外语、科研等作为基层卫生人才职称评审的硬性要求,健全符合全科医生岗位特点的人才评价机制。

第二十三章　推动健康科技创新

第一节　构建国家医学科技创新体系

大力加强国家临床医学研究中心和协同创新网络建设,进一步强化实验室、工程中心等科研基地能力建设,依托现有机构推进中医药临床研究基地和科研机构能力建设,完善医学研究科研基地布局。加强资源整合和数据交汇,统筹布局国家生物医学大数据、生物样本资源、实验动物资源等资源平台,建设心脑血管、肿瘤、老年病等临床医学数据示范中心。实施中国医学科学院医学与健康科技创新工程。加快生物医药和大健康产业基地建设,培育健康产业高新技术企业,打造一批医学研究和健康产业创新中心,促进医研企结合,推进医疗机构、科研院所、高等学校和企业等创新主体高效协同。加强医药成果转化推广平台建设,促进医学成果转化推广。建立更好的医学创新激励机制和以应用为导向的成果评价机制,进一步健全科研基地、生物安全、技术评估、医学研究标准与规范、医学伦理与科研诚信、知识产权等保障机制,加强科卫协同、军民融合、省部合作,有效提升基础前沿、关键共性、社会公益和战略高科技的研究水平。

第二节　推进医学科技进步

启动实施脑科学与类脑研究、健康保障等重大科技项目和重大工程,推进国家科技重大专项、国家重点研发计划重点专项等科技计划。发展组学技术、干细胞与再生医学、新型疫苗、生物治疗等医学前沿技术,加强慢病防控、精准医学、智慧医疗等关键技术突破,重点部署创新药物开发、医疗器械国产化、中医药现代化等任务,显著增强重大疾病防治和健康产业发展的科技支撑能力。力争到2030年,科技论文影响力和三方专利总量进入国际前列,进一步提高科技创新对医药工业增长贡献率和成果转化率。

第二十四章　建设健康信息化服务体系

第一节　完善人口健康信息服务体系建设

全面建成统一权威、互联互通的人口健康信息平台,规范和推动"互联网＋健康医疗"服务,创新互联网健康医疗服务模式,持续推进覆盖全生命周期的预防、治疗、康复和自主健康管理一体化的国民健康信息服务。实施健康中国云服务计划,全面建立远程医疗应用体系,发展智慧健康医疗便民惠民服务。建立人口健康信息化标准体系和安全保护机制。做好公民入伍前与退伍后个人电子健康档案军地之间接续共享。到 2030 年,实现国家省市县四级人口健康信息平台互通共享、规范应用,人人拥有规范化的电子健康档案和功能完备的健康卡,远程医疗覆盖省市县乡四级医疗卫生机构,全面实现人口健康信息规范管理和使用,满足个性化服务和精准化医疗的需求。

第二节　推进健康医疗大数据应用

加强健康医疗大数据应用体系建设,推进基于区域人口健康信息平台的医疗健康大数据开放共享、深度挖掘和广泛应用。消除数据壁垒,建立跨部门跨领域密切配合、统一归口的健康医疗数据共享机制,实现公共卫生、计划生育、医疗服务、医疗保障、药品供应、综合管理等应用信息系统数据采集、集成共享和业务协同。建立和完善全国健康医疗数据资源目录体系,全面深化健康医疗大数据在行业治理、临床和科研、公共卫生、教育培训等领域的应用,培育健康医疗大数据应用新业态。加强健康医疗大数据相关法规和标准体系建设,强化国家、区域人口健康信息工程技术能力,制定分级分类分域的数据应用政策规范,推进网络可信体系建设,注重内容安全、数据安全和技术安全,加强健康医疗数据安全保障和患者隐私保护。加强互联网健康服务监管。

第二十五章　加强健康法治建设

推动颁布并实施基本医疗卫生法、中医药法,修订实施药品管理法,加强重点领域法律法规的立法和修订工作,完善部门规章和地方政府规章,健全健康领域标准规范和指南体系。强化政府在医疗卫生、食品、药品、环境、体育等健康领域的监管职责,建立政府监管、行业自律和社会监督相结合的监督管理体制。加强健康领域监督执法体系和能力建设。

第二十六章　加强国际交流合作

实施中国全球卫生战略,全方位积极推进人口健康领域的国际合作。以双边合作机制为基础,创新合作模式,加强人文交流,促进我国和"一带一路"沿线国家卫生合作。加强南南合作,落实中非公共卫生合作计划,继续向发展中国家派遣医疗队员,重点加强包括妇幼保健在内的医疗援助,重点支持疾病预防控制体系建设。加强中医药国际交流与合作。充分利用国家高层战略对话机制,将卫生纳入大国外交议程。积极参与全球卫生治理,在相关国际标准、规范、指南等的研究、谈判与制定中发挥影响,提升健康领域国际影响力和制度性话语权。